特色疗法

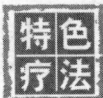

中国传统特色疗法丛书

拔 罐 疗 法
BA GUAN LIAO FA

总主编　常小荣　伦　新

主　编　谢　华　黄　洁

副主编　吕　瑶　林海波　李学岐

编　委　（按姓氏笔画排序）

文　琼　艾　潇　石　佳

刘　昭　阳晶晶　杜念念

杨　舟　何亚敏　张国山

张佳丽　陈　选　章海凤

程瑞娟

中国医药科技出版社

内容提要

拔罐疗法是中医学中一种常见的外治方法，具有操作简易、效果显著且无毒性及不良反应等特点。其适应证广，可治疗内、外、妇、儿、五官、皮肤等科的多种疾病。本书共分为两章。第一章为基础，包括拔罐疗法的作用机制，治疗特点、常用穴位、体位、罐具种类，及操作方法、适应证、禁忌证、注意事项和常见反应的处理；第二章为临床应用的介绍，详述了内科、骨科、皮外科、妇科、儿科、五官科、男科及急症等各科多种疾病的常见拔罐治疗方法。本书内容丰富，实用性强，可供临床医生及广大中医爱好者阅读参考。

图书在版编目（CIP）数据

拔罐疗法/谢华，黄洁主编 . —北京：中国医药科技出版社，2012.9

（中国传统特色疗法丛书/常小荣，伦新主编）

ISBN 978 - 7 - 5067 - 5461 - 3

Ⅰ. ①拔… Ⅱ. ①谢… ②黄… Ⅲ. ①拔罐疗法 Ⅳ. ①R244.3

中国版本图书馆 CIP 数据核字（2012）第 061417 号

美术编辑 陈君杞

版式设计 郭小平

出版　中国医药科技出版社

地址　北京市海淀区文慧园北路甲 22 号

邮编　100082

电话　发行：010 - 62227427　邮购：010 - 62236938

网址　www. cmstp. com

规格　958×650mm ¹⁄₁₆

印张　13 ¼

字数　182 千字

版次　2012 年 9 月第 1 版

印次　2012 年 9 月第 1 次印刷

印刷　北京市密东印刷有限公司

经销　全国各地新华书店

书号　ISBN 978 - 7 - 5067 - 5461 - 3

定价　28.00 元

本社图书如存在印装质量问题请与本社联系调换

弘扬传统

融汇新知 书贺

脆汇新知

中国传统疗法丛书出版

陈可冀

二〇〇二年初夏

总　序

　　中国传统特色疗法两千多年前已形成了较完整的理论体系，以后历经各代医家的不断补充和完善，在中华民族的繁衍过程中具有重要的医疗和保健价值。随着现代科技的日新月异，这门传统学科也在不断地吸收着新知识，丰富自身的理论，以求得更大的发展。尤其是近几年来，针灸学已经作为中医学的代表学科，首先走出国门，为世界上大部分国家和地区所接受，成为世界医学的组成部分。

　　本丛书共分 19 册，包括《体针疗法》、《头针疗法》、《耳针疗法》、《埋线疗法》、《水针疗法》、《电针疗法》、《皮肤针疗法》、《腕踝针疗法》、《刮痧疗法》、《艾灸疗法》、《子午流注针法》、《壮医点灸疗法》、《挑针疗法》、《火针疗法》、《微针疗法》、《蜂针疗法》、《穴位贴敷疗法》、《拔罐疗法》、《刺血疗法》。每册书均分两部分，第一部分为基础知识，系统介绍各种疗法的历史源流、作用机制、疗法特点、应用范围、治疗部位、操作方法、注意事项及异常情况防治等；第二部分为临床应用，均以临床的内、外、妇、儿、五官、皮肤、骨伤等科分类，每论一方一法即治一病，按病因病机、辨证、方法、按语等逐项叙述，均采用图表与文字相结合的体裁，条目井然，明晰易懂，易学易做，融科学性、知识性、实用性为一体，适合于中医临床各科医生、基层医务工作者、医学院校师生、中医药爱好者及城乡广大群众阅读。本套丛书所述疗法，有承袭先贤之经验，也有作者长期临证之自得，融古今疗法与现代保健知识于一体，用之得当，效如桴鼓。

　　本丛书以"普及医疗，方便患者"为宗旨，力图从简、便、廉、验四个方面，以简明通俗的语言、丰富翔实的内容，向读者展现中医药简便疗法的特色。所谓"简",即方法简而易,易操作,易掌握;所谓"便",即取法方便,患者乐于接受;所谓"廉",即治疗价格较低,患者可以接受;所谓"验",即用药取法均符合中医中药基本理论和医疗保健的基本原理,组方合理,药量准确,方法可靠,疗效明显。

几千年来,中医学对中华民族的健康繁荣起到了重要作用,殷切希望中国传统特色疗法能为世界人民的健康、幸福做出更大的贡献。

2012 年 2 月

前　言

　　拔罐疗法是中医学的一个组成部分，有着悠久的历史，源远流长，是我国广大劳动人民在长期同疾病作斗争中逐步发展起来的一种有效的医疗技术。它是运用各种罐具，利用燃烧、蒸气、抽气等造成负压，使之吸附于皮肤表面，通过局部的负压和温热作用，使局部发生充血或瘀血现象，促使该处的经络通畅，气血旺盛，以刺激经络腧穴或拔毒排脓，从而达到相应治疗作用的一种常用的外治方法。其操作简易可行，且是一种传统的自然绿色疗法，因此深受广大群众喜爱，在民间广为流传。此法可治疗内、外、妇、儿、五官、皮肤、男科等多种疾病。

　　本书共分为两章。第一章是拔罐疗法基础，主要介绍了拔罐疗法的历史、作用机制、罐具、操作方法、适应和禁忌范围、注意事项及拔罐疗法的常见反应和处理；第二章是拔罐疗法临床，重点介绍了内科、骨科、皮外科、妇科、儿科、五官科及急性病症等各科多种疾病的常见拔罐治疗方法。

　　编者水平有限，本书如有不足之处，诚请广大读者批评指正。

编　者
2012 年 2 月

前 言

目 录

第一章 >>> 基础知识

第一节 概 述

一、起源与发展

拔罐疗法又称为"火罐法"、"吸筒法"，是指运用各种罐具，利用燃烧、蒸气、抽气等造成负压，使之吸附于皮肤表面，通过局部的负压和温热作用，使局部发生充血或瘀血现象，促使该处的经络通畅，气血旺盛，以刺激经络腧穴或拔毒排脓，从而达到相应治疗作用的一种常用的外治方法。

拔罐疗法，民间称为"打吸筒"，是中医学的一个组成部分，有着悠久的历史。早在原始社会时期，人们就利用牲畜的角（如牛角、羊角等）磨成有孔的筒状，刺激痈疽后，以角吸出脓血，这便是最早的拔罐疗法。其最早的文字记载见于我国现在最古的医方书《五十二病方》中。如在治疗痔疮时"……以小角角之……吹而张角，系以小绳，剖以刀……"。公元281至361年间，晋代葛洪《肘后备急方》中，有以制成罐状的兽角拔脓血治疗疮疡的记载。至唐代，又有了竹罐治疗疾病的记载，如唐代王焘在《外台秘要》一书中记载了用竹筒煮罐治病，并进一步阐述了角法的应用。公元624年，唐继隋制设"太医署"、将学生分为医、针、按摩、咒禁四科，其中医科又分为体疗（内科）、疮肿（外科）、少儿（儿科）、耳目口齿、角法五科，角法一科的学制定为3年。中国中医研究院医史文献研究所收藏有汉代陶制火罐，说明汉代已应用火罐治病。宋代《苏沈良方》记载了用火筒法治疗久咳的方法，表明宋代拔罐的适应证已扩大到内科疾病。明代《济急仙方》、《外科正宗》等书均有角法的记载。清代，拔罐疗法在各方面均有了进一步发展。《医宗金鉴》专门载有先用针刺，继用中草药（羌活、白芷、祁艾等）煮罐后拔之的针药筒疗法。《理瀹骈文》一书中可以看到用拔罐法治疗风邪头痛、破伤风以及黄疸病等内科疾患的记载。对拔罐疗法的论述较为详细的是赵学敏的《本草纲目拾遗》，书中对火罐的出处、形状、治疗的适应证、制作方法及优点等均做了详细介绍。如："火罐，江右及闽中皆有之，系窑户所烧售。小如人大指，腹大，两头微狭，使促口以受火气，凡患一切风寒，皆用此罐。以小纸烧见焰，投入罐中，即将罐合于患外。或头痛，则合在太阳、脑户或巅顶；腹痛，合在脐上。罐得火气合于肉，即牢不可脱，须等其自落，患者自觉有一股暖气，从毛孔透入，少顷火力尽则自落。肉上起红晕，罐中有气水出，风寒尽出，不必服药。治风寒头痛及眩晕、风痹、腹痛等症"。可见当时火罐已成为由"窑户"专门烧制的、有特定形状的陶瓷器具，并有售于市。由此说明拔罐疗法在清代已相当普及。

近百年来，随着历史的变革、科学技术的进步，拔罐疗法在广大医务工作者的挖掘、整理、验证、总结和提高下，得到了不断的改进和完善，使中医学这一珍贵遗产得以继承和发展。如在用具方面，已由古代的兽角、竹筒、陶罐，发展为金属罐、玻璃罐、抽气罐、挤压罐，乃至电拔罐、经穴电动拔罐治疗仪等现代装置；在操作方面，已由燃火排气、煮水排气，发展为抽气筒排气、挤压排气及电动抽气等等（以燃火排气吸拔的称"火罐"，以水煮排气吸拔的称"水罐"，以抽气法排气的称"抽气罐"）；在操作方式方面，已由单纯的拔罐，发展为走罐（推罐）、闪罐、按摩拔罐甚至配合电针、红外线及各种现代化理疗设备等；在临床应用方面，也由单纯地吸拔脓血，发展为治疗包括内、外、妇、儿、骨伤、皮肤、五官等科的上百种疾病，成为临床治疗中常用的一种方法。

另外，拔罐疗法在古时已传到日本、朝鲜和东南亚一带。古日本学者把先针后角的方法称做"湿角"，而把使用单一的直接角法称做"干角"，现在则称为"真空净血疗法"。拔罐疗法还在印度、法国、希腊、俄罗斯等国家得到了广泛的应用。俄罗斯称之为"郁血疗法"，法国则称之为"杯术"。

二、作用机制及其研究

拔罐疗法是以罐具吸拔病变部位或穴位，以通畅气血，疏导经络，拔除病气，调整人体阴阳平衡，增强人体抗病能力，最后达到扶正祛邪、治愈疾病的一种治疗方法。因此，中医认为拔罐疗法具有行气活血、温经通络、消肿止痛、祛湿逐寒、泄热除毒等作用。

经络是人体气血运行的通路，它内通脏腑，外连四肢、筋骨。通过经络运行，可以调节阴阳、滋养筋骨，维持人体的正常功能。当外邪侵犯人体时，如果遇上经气失常，正气虚弱不能抵抗外邪，病邪就会通过经络由表及里，由浅入深侵入人体脏腑。因为外邪以经络为通道，随气血循行，充斥经络穴位，致使气血凝滞，或气血涌盛、逆乱；再者，由于脏腑功能衰弱，气血生化不足，致使经脉空虚，气血循行无力。无论内邪或外邪所致疾病性质属实或虚，经络穴位都以气滞血瘀、闭阻不畅为其共同病理基础。

拔罐疗法是通过吸拔病变部位或特定经络、穴位，将充斥于体表的病灶、经络、穴位乃至深层组织器官内的风寒、痰湿、瘀血、热毒、脓血等，经皮毛吸引出来。皮肤有直接呼吸和排泄作用，通过在皮肤上的吸拔，能将体内瘀血、浊毒排出体外，使邪出正复，经络气血得以疏畅。这种良性刺激引起局部和全身反应，从而提高机体功能，充分发挥经气作用，扶持正气，调节阴阳平衡，加强人体驱除病邪之力，疏通经络，开达抑遏，宣通气血，活血散瘀，消肿止痛，除湿逐寒，协调脏腑，促进病体康复。

西医学研究认为，拔罐疗法具有机械刺激和温热效应等作用。治疗时，罐内形成负压使局部毛细血管充血、扩张，甚至破裂。由于红细胞破裂，出现溶血现象，使表皮紫黑，随即产生一种类组胺物质，随体液周流全身，刺激各个器官，增强其功能活力，提高机体的抵抗力。同时，机械刺激可通过皮肤感受器和血管感受器，使反射途径传到中枢神经系统，调节其兴奋与抑制过程，使之趋于平衡，加强对身体各部分的调节和控制力，使患者皮肤相应的组织代谢旺盛，白细胞吞噬作用增强，促进机体恢复功能，使疾病逐渐痊愈。

三、作用及其治疗特点

（一）拔罐疗法的作用

1. 发汗解表，通利关节

通过吸拔作用，使皮肤局部毛细血管充血扩张，达到祛风除湿，散寒行气解表的效果，因而可以使关节通利。临床治疗感冒、发热、头痛、头晕、风痹、腰痛、四肢痛等。

2. 调节脏腑，阴阳平衡

中医认为"阴阳失衡，百病丛生"，拔罐对机体神经系统是一种安全无毒性及不良反应的良性刺激，通过刺激神经系统的末梢感受器，使反射传导到大脑神经中枢，调节大脑皮质的兴奋和抑制过程，使之趋于调和平衡。因此加强大脑皮质对身体各部分的调节和控制功能，使局部皮肤相对应的内脏及组织代谢旺盛，同时使病灶部位组织新陈代谢增强，促进机体恢复正常，使机体康复痊愈。

3. 活血化瘀，舒经通络

人体的经络，内达脏腑，外络肢节皮毛，纵横交错，贯通全身四肢百骸，借气血运行濡养五脏六腑。若人体经络气血功能失调，从而引起气滞血瘀导致病变丛生。由于通过拔罐疗法的"吸拔"、"温热"刺激，对经络腧穴产生良性的负压效应，可以达到行气化瘀、疏通经络、振奋脏腑的功能。

4. 吸毒排脓，消肿止痛

拔罐疗法所产生的负压很强，用以治疗痈疖疮疡、恶血瘀滞、邪毒郁结等有特效。未化脓时，采用针刺拔罐，使毒邪排出，气血通畅，瘀阻消散；化脓时，可吸毒排脓，促进疮口愈合。由于吸拔出有害物质，驱除体内病邪，增强了血液循环从而达到消肿止痛的目的。

5. 扶正固本，增强机体免疫功能

拔罐疗法可拔除体内的风、寒、湿、火、毒等邪气，邪去则正安。由于拔罐可使皮肤出现溶血现象，可产生一种类组胺的物质，随气血运行周流全身，刺激各个脏腑器官增强其功能，促进新陈代谢，提高机体的免疫功能和自身抵抗能力。特别是发泡拔罐疗法，使罐口部位拔出水疱（有病才会起疱，无病不会起疱），水疱散在表皮，无痛苦，除有治疗作用外，还有强壮作用，对正气不足、免疫力低下的患者提高正气和加强免疫力有较好的作用。起罐后可以用牙签或消毒针将水疱挑破，把水放出来，可以每天在此部位继续拔罐，患者会感觉到病情明显的好转，治疗效果很好。

6. 清热泻火，增强皮肤渗透性

通过拔罐疗法，可促使血管扩张，达到清热泻火，调理体温的作用。这是因为皮肤的温度感受器接受到负压良性的刺激，再通过机体体温调节中枢，达到发汗解表降温的作用。在拔罐的过程中，使皮肤表皮角质层断裂，部分细胞间隔被破坏，从而大大提高皮肤的渗透性。这样不但有利于体内病邪的排出，而且又可以配合中医中药液局部外用，中药透穴给药，直达病灶，明显有利于药物的吸收并增强药物的疗效，达到去除病症的目的。

（二）拔罐疗法的治疗特点

1. 方便实用，安全效验

拔罐疗法治疗疾病，不需特殊的器材、仪器和设备，一般亦不需要任何药物。所用器械及辅助用品，居家举目皆是，诸如罐头瓶、杯子等皆可取用。其操作方法也十分简单，妇孺老幼皆可运用，即便不懂医学知识，也只要按图索骥，掌握其中要领，同样可以取得意想不到的疗效。同时此种疗法，只要把握其禁忌证和注意事项，一般不会出现什么副作用，病人可在无任何痛苦的情况下康复，避免了服用药物给机体带来的损害和不良反应。总之，本疗法操作简便，经济实用，易学易用，疗效显著，使用安全，自古至今一直为广大人民群众和医务人员所喜用。

2. 罐法多样，取用灵活

拔罐疗法所用器械虽然简便，但通过不同的操作方法及配合治疗等，可有多种罐法，而不同的拔罐方法亦具有不同的作用，临床可根据具体情况灵活运用，以达到最佳的治疗效果。如火罐法的密排法以泻实作用为主，疏排法以补虚作用为主；刺络（刺血）拔罐法以逐瘀化滞、解闭通经为主；药罐法依所选药物不同，而发挥其祛风、散寒通经、活血、舒筋、止痛或镇静安神等不同作用；针罐法则可结合针刺的不同手法，使其具有各种功效。各种现代化理疗方法，则更扩大了其适应证及应用范围。

3. 异病同治，重在调整

拔罐疗法的调节作用和独特治疗多种疾病。例如：取大椎穴，采用刺络（刺血）拔罐的方法，既可以治疗风寒感冒，又可以治疗风热感冒，还可用于内伤发热；既可缓解各种原因引起的牙痛，治疗高血压、头痛等内科疾患，又可用来治疗顽固性荨麻疹、痤疮等皮肤科疾患等。

4. 缓解疼痛，功效迅捷

拔罐疗法具有明显的缓解疼痛的作用，无论内科的头痛、腹痛、胆绞痛、风湿痛乃至于癌性疼痛等，还是外科、伤科的组织急慢性损伤，诸如落枕、急性腰扭伤等，皆可立时见效，有的甚至经一次治疗便可痊愈，功效可谓迅捷。其中刺络（刺血）拔罐方法的功效尤为突出。从西医学的观点来看，它可以刺激某一区域的神经，调节相应部位的血管和肌肉的功能活动，反射性地解除血管和平滑肌的痉挛，从而能够获得比较明显的止痛效果。

5. 疡科应用，功效明显

拔罐疗法在古代文献记载中，就是治疗痈疖等体表化脓性疾病为主的。其法能得以流传上千年，是与其在临床应用中具有明显的疗效分不开的。拔罐疗法应用于体表化脓性疾患，避免了切开引流，而且还可把脓、毒素、坏死组织、细菌"拔出"，达到引流的效果，同时局部毛细血管扩张充血，有利于炎症消退。故而具有疗程短、痛苦少、瘢痕小的优点，同时还可节约药费，减轻患者经济负担。

第二节　常用穴位及体位

一、常用穴位

常用穴位表

部位	穴位	位　置	主　治
头面颈项部	阳白	在前额部，当瞳孔直上，眉上1寸	目赤肿痛、眼睑下垂、口眼㖞斜、头痛等头目疾患
	风池	在项部，当枕骨之下，与风府相平，胸锁乳突肌与斜方肌上端之间的凹陷处	①头痛、眩晕、目赤肿痛、鼻渊、耳鸣等头面五官病证；②中风、不寐、癫痫等神志病证；③颈项强痛
	四白	在面部，瞳孔直下，当眶下孔凹陷处	①目赤痛痒、目翳、眼睑眴动；②口眼㖞斜、面肌痉挛；③头痛、眩晕
	地仓	在面部，口角外侧，上直对瞳孔	口角㖞斜、流涎、齿痛颊肿、三叉神经痛等面部病证
	下关	在面部耳前方，当颧弓与下颌切迹所形成的凹陷中	耳聋、耳鸣、中耳炎、齿痛、口噤、口眼㖞斜
	颊车	在面颊部，下颌角前上方约一横指（中指），当咀嚼时咬肌隆起，按之凹陷处	口㖞、齿痛、颊肿、口噤不语

续 表

部位	穴位	位 置	主 治
头面颈项部	额中	头额部正中线，眉间直上1寸处	目赤红肿、面神经痛、头痛、眩晕、呕吐
	印堂	在额部，当两眉头之中间	①头痛、眩晕、鼻渊、鼻衄、目赤肿痛等头面五官病证；②小儿惊风、失眠
	太阳	眉梢与目外眦之间，向后约1横指的凹陷处	①头痛；②目赤肿痛、暴发火眼、目翳等目疾；③口眼㖞斜
	牵正	耳垂前0.5～1寸	口㖞、口疮
	新设	第4颈椎横突尖端，斜方肌外缘	枕神经痛、项肌痉挛与扭伤、项部及肩胛部疼痛、喘息、咳嗽、淋巴结肿大
胸腹胁部	中府	在胸前壁的外上方，云门下1寸，平第1肋间隙，距前正中线6寸	①肺疾；②肩背痛
	库房	在胸部，当第1肋间隙，距前正中线4寸	胸肋胀痛、咳嗽气逆、咳唾脓血
	膺窗	在胸部，当第3肋间隙，距前正中线4寸	咳嗽、气喘、胸肋胀痛、乳痈
	乳根	在胸部，当乳头直下，乳房根部，第5肋间隙，距前正中线4寸	①乳痈、乳汁少；②咳嗽、气喘、呃逆；③胸痛
	胸乡	在胸外侧部，当第3肋间隙，距前正中线6寸	胸胁胀满、胸背痛、卧难转侧
	天突	在颈部，当前正中线上，胸骨上窝中央	①咳喘；②胸痛；③暴喑、瘿气、梅核气
	华盖	在胸部，当前正中线上，平第1肋间	气喘、咳嗽、胸肋满痛
	膻中	在胸部，当前正中线上，平第4肋间，两乳头连线的中点	①胸闷、胸痛、气喘；②乳少、乳痈；③呕逆
	上脘	在上腹部，前正中线上，当脐中上5寸	①胃痛、呕吐、吞酸；②癫狂痫
	中脘	在上腹部，前正中线上，当脐中上4寸	胃痛、腹胀、肠鸣、呕吐、泄泻、痢疾、黄疸、脾胃虚弱
	下脘	在上腹部，前正中线上，当脐中上2寸	腹痛肠鸣、饮食不化、呕吐反胃、脾胃虚弱
	神阙	在腹中部，脐中央	①腹痛、久泻；②虚脱；③水肿

部位	穴位	位　置	主　治
胸腹胁部	气海	在下腹部，前正中线上，当脐中下1.5寸	①腹痛、泻泄；②遗尿、遗精、阳痿；③闭经、痛经、带下、阴挺；④虚劳、中风脱证
	关元	在下腹部，前正中线上，当脐中下3寸	①阳痿、遗精、遗尿、癃闭；②月经不调、痛经、闭经、不孕；③腹痛、泄泻；④虚劳、中风脱证
	中极	在下腹部，前正中线上，当脐中下4寸	①癃闭、遗尿、尿频、遗精、阳痿；②月经不调、带下、痛经
	曲骨	在下腹部，当前正中线上，耻骨联合上缘的中点处	小便淋漓、不通、遗尿、遗精、阳痿、赤白带下、月经不调
	期门	在胸部，当乳头直下，第6肋间隙，前正中线旁开4寸	①胸胁胀痛；②腹胀、呃逆、呕吐；③乳痈
	梁门	在上腹部，当脐中上4寸，距前正中线2寸	①急性胃痛；②膝肿痛、下肢不遂；③乳痈
	天枢	在腹中部，距脐中2寸	①腹胀肠鸣、绕脐痛、便秘、泄泻、痢疾；②月经不调、痛经
	水道	在下腹部，当脐中下3寸，距前正中线2寸	小腹胀满、小便不通、痛经、不孕
	归来	在下腹部，当脐中下4寸，距前正中线2寸	①腹痛、疝气；②月经不调、白带、阴挺
肩背腰骶部	肩井	在肩上，前直对乳中，当大椎与肩峰端连线的中点上	①肩背臂痛、上肢不遂、颈项强痛等肩颈上肢部病证；②瘰疬；③乳痈、乳汁不下；④难产、胞衣不下
	天宗	在肩胛部，当冈下窝中央凹陷处，与第4胸椎相平	肩重、肘臂痛、肩胛痛、颊颌肿痛、乳房疾患
	肩外俞	在肩胛部，当冈下窝中央凹陷处，与第4胸椎棘突相平	肩背酸痛、颈项强急、肘臂冷痛
	肩中俞	在背部，当第1胸椎棘突下，旁开3寸	咳嗽气喘、吐血、寒热、目视不明、肩背疼痛
	大椎	在后正中线上，第7颈椎棘突下凹陷中	①热病；②咳喘；③癫痫、小儿惊风
	身柱	在背部，当后正中线上，第3胸椎棘突下凹陷中	①咳喘；②身热；③癫痫
	神道	在背部，当后正中线上，第5胸椎棘突下凹陷中	健忘、惊悸、脊背强痛、咳嗽

部位	穴位	位 置	主 治
肩背腰骶部	至阳	在背部，当后正中线上，第7胸椎棘突下凹陷中	①黄疸、身热、胃痛；②咳喘
	腰俞	在骶部，当后正中线上，适对骶管裂孔	①腰脊强痛；②癫痫
	大杼	在背部，当第1胸椎棘突下，旁开1.5寸	①咳嗽；②项强、肩背痛
	风门	在背部，当第2胸椎棘突下，旁开1.5寸	①感冒、咳嗽、发热、头痛；②项强、胸背痛
	肺俞	在背部，当第3胸椎棘突下，旁开1.5寸	①咳嗽、气喘、咯血等肺疾；②骨蒸潮热、盗汗
	厥阴俞	在背部，当第4胸椎棘突下，旁开1.5寸	咳嗽、心痛、胸闷、呕吐
	膏肓	在背部，当第4胸椎棘突下，旁开3寸	①咳嗽、气喘、肺痨等肺之虚损证；②肩胛痛；③健忘、盗汗、遗精等虚损诸疾
	心俞	在背部，当第5胸椎棘突下，旁开1.5寸	①心痛、惊悸、失眠、健忘、癫痫；②咳嗽、吐血
	督俞	在背部，当第6胸椎棘突下，旁开1.5寸	①心痛、胸闷；②寒热、气喘
	膈俞	在背部，当第7胸椎棘突下，旁开1.5寸	①呕吐、呃逆、气喘、吐血等上逆之证；②贫血；③瘾疹、皮肤瘙痒；④潮热、盗汗
	肝俞	在背部，当第9胸椎棘突下，旁开1.5寸	①黄疸、胸胁胀痛、目疾；②癫狂痫；③脊背痛
	胆俞	在背部，当第10胸椎棘突下，旁开1.5寸	①黄疸、口苦、胁痛等肝胆疾患；②肺痨、潮热
	阳纲	在背部，当第10胸椎棘突下，旁开3寸	肠鸣、腹痛、泄泻、黄疸、消渴
	脾俞	在背部，当第11胸椎棘突下，旁开1.5寸	①腹胀、腹泻、呕吐、痢疾、便血等脾胃肠腑病证；②背痛
	胃俞	在背部，当第12胸椎棘突下，旁开1.5寸	①胃脘痛、呕吐、腹胀、肠鸣等脾胃疾患；②背痛
	三焦俞	在腰部，当第1腰椎棘突下，旁开1.5寸	①肠鸣、腹胀、腹泻、水肿等脾胃疾患；②腰背强痛
	肾俞	在腰部，当第2腰椎棘突下，旁开1.5寸	①腰痛；②遗尿、遗精、阳痿、月经不调、带下等泌尿系统疾患；③耳鸣、耳聋

部位	穴位	位　置	主　治
肩背腰骶部	志室	在腰部，当第2腰椎棘突下，旁开3寸	①遗精、阳痿等肾虚病证；②小便不利；③腰脊强痛
	气海俞	在腰部，当第3腰椎棘突下，旁开1.5寸	①肠鸣腹胀；②痛经、腰痛
	大肠俞	在腰部，当第4腰椎棘突下，旁开1.5寸	①腰腿痛；②腹胀、腹泻、便秘
	小肠俞	在骶部，当骶正中嵴旁1.5寸，平第1骶后孔	①遗精、遗尿、尿血、尿痛、带下等泌尿生殖系统疾病；②腹泻、痢疾；③腰骶痛
	膀胱俞	在骶部，当骶正中嵴旁1.5寸，平第2骶后孔	①小便不利、遗尿等膀胱气化功能失调的病证；②腰骶痛；③腹泻、便秘
	白环俞	在骶部，当骶正中嵴旁1.5寸，平第4骶后孔	遗尿、疝痛、白带、月经不调、腰髋冷痛
	次髎	在骶部，当髂后上棘内下方，适对第2骶后孔处	①月经不调、痛经、带下等妇科疾患；②小便不利；③遗精；④疝气；⑤腰骶痛、下肢痿痹
	秩边	在臀部，平第4骶后孔，骶正中嵴旁开3寸	腰骶痛、下肢痿痹、小便不利、阴肿、痔疮、大便难
	定喘	第7颈椎棘突下，旁开0.5寸	①哮喘、咳嗽等肺部病证；②落枕、肩背痛
	十七椎	在腰部，当后正中线上，第5腰椎棘突下	腰痛、腿痛、下肢瘫痪、妇科病
	腰眼	第4腰椎棘突下，旁开约3.5寸凹陷中	①腰痛；②月经不调、带下
	华佗夹脊穴	第1胸椎至第5腰椎棘秃下旁开0.5寸，一侧17个穴，左右共34穴	上胸部位治疗心肺部及上肢病证；下胸部的穴位治疗胃肠部病证；腰部的穴位治疗腰腹及下肢病证
上肢部	鱼际	在手拇指本节（第1掌指关节）后凹陷处，约当第1掌骨中点桡侧，赤白肉际处	①咳嗽，咯血；②咽干，咽喉肿痛、失音；③小儿疳积
	合谷	在手背，第1、2掌骨间，当第二掌骨桡侧的中点处	①头面五官疾患；②外感病证；③经闭、滞产
	手三里	在前臂背面桡侧，当阳溪与曲池连线上，肘横纹下2寸	①手臂无力、上肢不遂；②腹痛、腹泻；③齿痛、颊肿
	曲池	在肘横纹外侧端，屈肘，当尺泽与肱骨外上髁连线中点	①手臂痹痛、上肢不遂；②热病；③高血压；④癫狂；⑤腹痛吐泻；⑥咽喉肿痛、齿痛、目赤痛；⑦瘾疹、湿疹、瘰疬

部位	穴位	位 置	主 治
上肢部	肩髃	在肩部，三角肌上，臂外展，或向前平伸时，当肩峰前下方凹陷处	①肩臂挛痛、上肢不遂；②瘾疹
	肩贞	在肩关节后下方，臂内收时，腋后纹头上1寸（指寸）	肩痛、手臂不举、耳鸣、齿痛、瘰疬、寒热
	曲泽	在肘横纹中，当肱二头肌腱的尺侧缘	①心痛、心悸等心脏病证；②胃痛、呕吐、泄泻等急性胃肠病；③肘臂挛痛；④热病
	郄门	在前臂掌侧，当曲泽与大陵的连线上，腕横纹上5寸	心痛、心悸、鼻衄、呕吐、咳血、疔疮、癫痫
	内关	在前臂掌侧，当曲泽与大陵的连线上，腕横纹上2寸，掌长肌腱与桡侧腕屈肌腱之间	①心痛、心悸、胸闷、胸痛等心胸病证；②胃痛、呕吐、呃逆等胃疾；③失眠、癫狂等神志病证；④上肢臂痛、偏瘫、手指麻木等局部病证
	外关	在前臂背侧，当阳池与肘尖的连线上，腕背横纹上2寸，尺骨与桡骨之间	①头痛、颊痛、目赤肿痛、耳鸣、耳聋等头面五官疾患；②热病；③胁肋痛、上肢痹痛；④瘰疬
	天井	在臂外侧，屈肘时，当肘尖直上1寸凹陷处	①手臂无力、上肢不遂；②偏头痛、耳聋；③胸胁痛；④瘰疬
	肩髎	在肩部，肩髃后方，当臂外展时，于肩峰后下方呈现凹陷处	①臂痛、肩重不能举；②胁肋疼痛
臀腿足部	环跳	在股外侧部，侧卧屈股，当股骨大转子最凸点与骶管裂孔连线的外三分之一与中三分之一交点处	腰胯疼痛、下肢痿痹等腰腿病证
	居髎	在髋部，当髂前上棘与股骨大转子最凸点连线的中点处	腰腿痹痛、瘫痪、足痿、疝气
	风市	在大腿外侧部的中线上，当腘横纹上7寸。或直立垂手时，中指尖处	①下肢痿痹；②遍身瘙痒、脚气
	阳陵泉	在小腿外侧，当腓骨头前下方凹陷处	①黄疸、口苦、呃逆、呕吐、胁肋疼痛等肝胆病证；②下肢痿痹、膝膑肿痛等下肢、膝关节疾患；③肩痛
	承扶	在大腿后面，臀下横纹的中点	腰脊臀痛、大便难、痔疮
	殷门	在大腿后面，当承扶与委中的连线上，承扶下6寸	腰痛不可俯仰、股后肿痛
	委中	在腘横纹中点，当股二头肌腱与半腱肌肌腱的中间	腰痛、髋关节活动不利、下肢痿痹、腹痛、吐泻、丹毒

部位	穴位	位　　置	主　治
臀腿足部	承山	在小腿后面正中，委中与昆仑之间，当伸直小腿或足跟上提时腓肠肌肌腹下出现尖角凹陷处	①腰腿拘急、疼痛；②痔疮、便秘
	髀关	在大腿前面，当髂前上棘与髌底外侧端的连线上，屈股时，平会阴，居缝匠肌外侧凹陷处	腰痛、膝寒、痿痹、腹痛
	伏兔	在大腿前面，当髂前上棘与髌底外侧端的连线上，髌底上6寸	①腰痛膝冷、下肢麻痹；②疝气；③脚气
	阴市	在大腿前面，当髂前上棘与髌底外侧端的连线上，髌底上3寸	膝冷、腹胀、疝气、水肿
	梁丘	屈膝，在大腿前面，当髂前上棘与髌底外侧端的连线上，髌底上2寸	①急性胃痛；②膝肿痛、下肢不遂；③乳痈
	犊鼻	屈膝，在膝部，髌骨与髌韧带外侧凹陷中	膝痛、下肢麻痹、屈伸不利、脚气
	足三里	在小腿前外侧，当犊鼻下3寸，距胫骨前缘一横指（中指）	①胃痛、呕吐、噎膈、腹胀、泄泻、痢疾、便秘；②乳痈、肠痈；③下肢痹痛、水肿；④癫狂、脚气；⑤虚劳羸瘦，为强壮保健要穴
	上巨虚	在小腿前外侧，当犊鼻下6寸，距胫骨前缘一横指（中指）	①肠鸣、腹痛、泄泻、便秘、肠痈；②下肢痿痹、脚气
	丰隆	在小腿前外侧，当外踝尖上8寸，条口外，距胫骨前缘二横指（中指）	①头痛、眩晕；②癫狂；③痰多咳嗽；④下肢痿痹；⑤腹胀、便秘
	三阴交	在小腿内侧，当足内踝尖上3寸，胫骨内侧缘后方	①肠鸣腹胀、泄泻；②月经不调、带下、阴挺、不孕、滞产；③遗精、阳痿、遗尿、疝气；④失眠；⑤下肢痿痹，脚气
	阴陵泉	在小腿内侧，当胫骨内侧髁后下方凹陷处	①腹胀、泄泻、水肿、黄疸、小便不利或失禁；②膝痛
	涌泉	在足底部，卷足时足前部凹陷处，约当足底2、3趾趾缝纹头端与足跟连线的前三分之一与后三分之二交点上。	①昏厥、中暑、癫痫、小儿惊风等急症及神志病患；②头痛、头晕；③咯血、咽喉肿痛；④小便不利、便秘；⑤足心热；⑥奔豚气
	太冲	在足背侧，当第1跖骨间隙的后方凹陷处	①头痛、眩晕、目赤肿痛、口㖞；②中风、癫痫、小儿惊风；③黄疸、胁痛、口苦、腹胀；④月经不调、痛经、经闭、带下；⑤遗尿，癃闭；⑥下肢痿痹，足跗肿痛
	鹤顶	在膝上部，髌底的中点上方凹陷处	膝痛、足胫无力、瘫痪

二、常用体位

拔罐体位的正确与否，直接关系到拔罐治疗效果。正确的体位应该使患者感到舒适，能充分暴露拔罐的部位。且要使患者能持久，便于操作。通常采用的拔罐疗法体位有 5 种。

（一）仰卧位

患者自然平躺于床上，此体位适宜于头面、胸腹、前额、上下肢前侧、外侧及手足部位的拔罐疗法（图 1 – 1）。

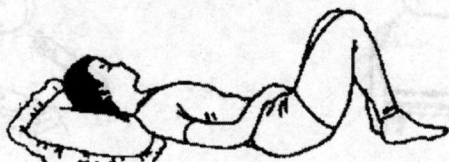

图 1 – 1 仰卧位

（二）俯卧位

患者自然俯卧，此体位适宜于颈肩背腰及上下肢后侧的部位（图 1 – 2）。

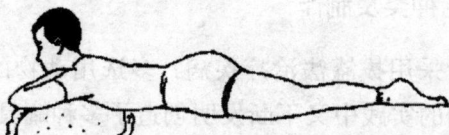

图 1 – 2 俯卧位

（三）侧卧位

患者自然侧卧于床，双下肢屈曲。此体位适宜于头、面、肩、胸侧、上下肢外侧、胁肋、髋、膝的拔罐疗法（图 1 – 3）。

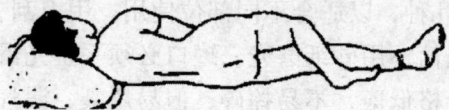

图 1 – 3 侧卧位

（四）俯伏坐位

俯伏而坐，两手平放于桌上。此体位适宜于颈项腰背部的拔罐疗法（图1-4）。

（五）仰靠坐位

仰首靠坐与椅子上。此体位适宜于头、面及胸腹的拔罐疗法（图1-5）。

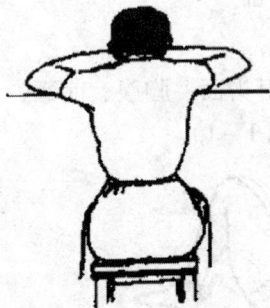

图1-4 俯伏坐位   图1-5 仰靠坐位

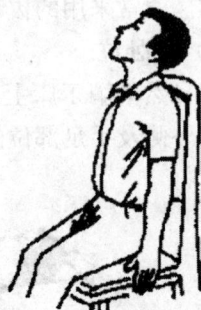

第三节 罐具的种类及拔罐疗法常用方法

一、罐具的种类及制作

在古代医者采用拔罐法治疗疾病，多选用动物的犄角做罐具，后来人们在长期的实践中又不断发明创造了多种罐具，丰富了本疗法的用具。罐具的种类很多，一般分为传统罐具和新型罐具两大类。目前临床上常用的有以下几种。

（一）竹罐

竹罐的制备，是选用竹身正圆，坚固无损的竹子，截成长约6～9cm的竹管，一端留节为底，另一端作罐口，口径可选用3cm、4.5cm、6cm等几种，以适合不同部位使用。用刀刮去外皮及内膜，制成如腰鼓的圆筒，用砂纸磨光，罐口必须平正光滑。竹罐的特点是轻巧灵便，价格低廉，不易摔碎，但易爆裂、漏气，现常用于煮罐（图1-6）。

（二）玻璃罐

玻璃罐是由工厂用玻璃加工制成的，形如球状，罐口平滑，分大、中、小三种型号。在家庭中亦可用广口瓶（罐头瓶、药瓶）代替。玻璃罐的特点是光滑透明，可观察罐内皮肤充血、瘀血的程度，还可用于"走罐法"，但易摔碎（图1-7）。

（三）陶土罐

陶土罐是用陶土烧制而成，两端较小，中间略大，形如腰鼓。特点是吸拔力大，但较重、易碎（图1-8）。

（四）抽气罐

此罐常用青、链霉素药瓶，将瓶底磨掉，制成平滑的罐口。瓶口处的橡皮塞应保持完整，留作抽气用。也可用透明塑料瓶制成，不易破碎，上置活塞便于抽气。抽气罐的特点是可随意调节罐内负压，控制吸力，用小瓶制成者，可用于皮薄肉少之处（图1-9）。

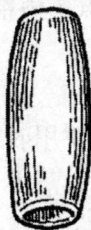

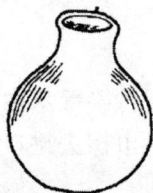

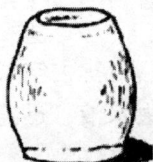

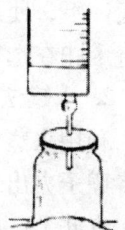

图1-6 竹罐　　图1-7 玻璃罐　　图1-8 陶土罐　　图1-9 抽气罐

此外，在临床应用中还有铜罐、铁罐等，但由于传热快，易烫伤皮肤，目前很少使用。在民间我们还可看到一些医生和群众以代用罐进行治疗，如罐头瓶、茶杯、酒杯、广口瓶、小碗、药瓶等。由于这些代用器具取材容易，操作简便而常被采用。

新型罐具又分为电热罐、磁疗罐、红外线罐、紫外线罐、激光罐、离子渗入罐等多种，是近年来结合西医学技术研制而成，目前尚未全面推广，故不多作介绍。

二、拔罐疗法常用方法

拔罐方法的种类很多，现根据操作方法、拔罐形式分为以下三大类。

（一）按排气方法分类

1. 火罐法

利用燃烧时火焰的热力，排出空气，形成负压，将罐吸拔在皮肤上。它是最常用的一种方法，一般疾病均可采用。常用的有下列几种操作方法。

（1）投火法：用小纸条点燃上端，迅速投入罐内，在火旺时立即将罐扣在应拔的部位，即可吸住。

（2）闪火法：用止血钳或镊子挟干棉球裹紧，蘸95%酒精点燃后，在罐内迅速绕转一下再抽出，速将罐子罩在应拔的部位，即可吸住。架火法：用不燃烧及不传热的块状物，直径约2cm，放在患处，上置小酒精棉球，点燃后用罐子罩上，即可吸住。

（3）贴棉法：将1cm见方的脱脂棉一块，略浸酒精后贴于罐内壁上中段点燃后速将罐子扣在选定的部位，即可吸住。

（4）滴酒法：在罐子内壁上中段滴1~2滴酒精，再将罐子横侧翻滚一下，使酒精均匀附于罐壁上（不可接近罐口），点燃酒精后，速将罐扣在选定的部位，即可吸住。

2. 水罐法

利用水蒸气的热力排去空气。用竹罐置水内煮沸，使用时用镊子将罐子夹出，甩去水液，迅速用毛巾擦去罐口沸水，趁热迅速按拔在皮肤上，即可吸住。

3. 抽气罐法

以针管抽出空气。用青、链霉素空瓶1个（瓶口加盖橡皮塞，将瓶底切去，边缘磨平），紧贴皮肤扣于被拔部位，然后将10~20ml注射器针头穿过橡皮塞刺入瓶内，把瓶内空气抽出，使产生负压，即可将瓶吸住。

（二）按拔罐形式分类

1. 单罐法

单罐独用，一般用于治疗病变范围比较局限的疾病。

2. 多罐法

多罐并用，一般用于治疗病变范围比较广泛、病变处肌肉较丰满的疾病，或敏感反应点较多者，可根据病变部位的解剖形态等情况，酌情吸拔数个至10余个。

3. 闪罐法

罐子吸拔在皮肤上后，立即起下，反复操作多次，至皮肤潮红为度。若罐子已热，可换罐拔之。

4. 留罐法 又称坐罐法，是罐具吸定以后在吸拔部位留置一段时间，直至皮肤潮红、充血、瘀血或发泡为度。普通拔罐留罐时间为 10～15 分钟；发泡排毒拔罐时间为 40 分钟左右。

5. 走罐法 又称推罐法，此法与刮痧的原理和作用含意接近。取罐口平滑的玻璃火罐一个，先在罐口涂一点润滑油脂，如凡士林油膏、乳液、香油，或用刮痧油更佳，用闪火法将罐子吸拔在患处。并在患处周围涂一点润滑油脂（夏季也可用清水或酒精），医者双手将罐由上而下或左右推移，若吸附时间较长，皮肤隆起明显，则不易推移，强行推移则易撕破皮肤。

（三）综合运用分类

1. 药罐法

亦称药筒法，是拔罐与药物疗法结合在一起使用的一种治疗方法，通过拔罐的操作，有利于药物的渗入和吸收，以温通经络，祛风除湿，舒筋止痛。所用的药液，可根据病情灵活改变，一般多选用性味辛温，具有活血止痛作用的中药制成。药罐法按其操作方法可分为煮药罐与贮药罐二类，前者用药水煎煮竹罐后吸拔，后者在罐内贮药液吸拔。

2. 针罐法

在针刺后或针刺留针过程中吸拔。先在穴位上针刺，待施毕补泻手法后，将针留在原处，再以针刺为中心拔上火罐即可。如果与药罐结合，称为针药罐法（此法不宜使用过长过细的针，留在体外的针身、针柄不宜过长）。

3. 刺血（刺络）拔罐法

在应拔部位皮肤消毒后，用三棱针，皮肤针等刺出血后加拔罐。

三、拔罐疗法的操作方法

（一）术前准备

（1）仔细检查病人，明确临床诊断，根据病情决定拔罐方法（有禁忌证情况忌用）。

（2）检查应用的药品、器材是否齐备堪用，并一一擦净，按次序排列好。

（3）术前患者必须休息半小时，以消除疲劳和紧张，饭后半小时内或饥饿等均不宜施术。在施术前半小时内禁止吸烟、喝酒，以免发生晕罐。对患者说明施术过程，解除其恐惧心理，增强其治疗信心。

（4）术者施术前要做好手指的消毒。

（二）患者体位

病人的体位正确与否，关系着拔罐的效果。正确体位使病人感到舒适，肌肉能够放松，施术部位可以充分暴露。

（三）罐具选择与准备

根据拔罐部位的大小，应选择相应型号的罐具。常规用法是：对于较宽平、软组织较丰富的部位，如胸背部、腰部、臀部、大腿处，宜选用大罐；对于颈部、肩部、上臂、前臂和小腿处宜选用中罐；对于软组织薄弱、骨骼凸起不平的部位，如关节、头面、前臂远端、手掌背，宜选用小罐。若拟用闪火法，当多准备罐具，以便在罐口烧热时及时更换。冬季或深秋、初春，天气寒冷，拔罐前为避免有冷感，可预先将罐放在火上燎烤。温罐时注意只烤其底部，不可烤其口部，以防过热造成烫伤。温罐时间，以罐子不凉、和皮肤温度相等或稍高于体温为宜。此外，还应准备好及时治疗皮肤损伤和晕罐等意外情况的药品和器械。

（四）擦洗消毒

在选出好的治疗部位上先用毛巾浸温水洗净患部，再以干纱布擦干，为防止发生烫伤，一般不用酒精或碘酒消毒，不过要待皮肤干燥后再行拔罐（水煮法、抽气法、蒸气法不在此限）。如因治疗需要，必须在有毛发的地方或毛发附近拔罐时，为防止引火烧伤皮肤造成感染，应行剃毛。

（五）施术

首先将选好的部位显露出来，术前靠近患者身边，顺手（或左或右手）执罐按不同方法扣上。一般有两种排序。

1. 密排法

罐与罐之间的距离不超过3cm，用于身体强壮且有疼痛症状者。有镇静、止痛、消炎之功。又称"强刺激法"。

2. 疏排法

罐与罐之间的距离相隔3~6cm。用于身体衰弱、肢体麻木、酸软无力者。又称"弱刺激法"。

（六）询问

火罐拔上后，应不断询问患者的感觉（假如用玻璃罐，还要观察罐内皮肤反应情况），如果罐吸力过大，产生疼痛即应放入少量空气。方法是左手拿住罐体稍倾斜，以右手指按压对侧的皮肤，使之形成一微小的空隙，让空气徐徐进入，入气适度时即应停止，重新扣好。拔罐后病人如感到吸着无力，可起下来再拔一次。如有其它情况，则应参照有关章节予以处理。

（七）留罐时间

大罐吸力强，每次可拔 5 ~ 10 分钟；小罐吸力弱，每次可拔10 ~ 15 分钟。此外还应根据患者的年龄、体质、病情、病程，以及拔罐的施术部位而灵活掌握。

（八）拔罐次数

每日或隔日 1 次，一般 10 次为 1 个疗程，中间休息 3 ~ 5 日。特殊的罐法依具体情况而定。

（九）起罐

用一只手拿住罐子，另一只手按罐口边的皮肤，两手协作，待空气缓缓进入罐内后（空气进入不宜太快否则负压骤减容易使患者产生疼痛），罐即落下，切不用力起拔，以免损伤皮肤。

（十）起罐后处理

一般不需进行处理。如留罐时间过长，皮肤起较大的水泡时，可用消毒针刺破后，涂以龙胆紫药水，以防感染。拔罐后如针孔出血，则可用干的消毒棉球压迫止血。如局部出血严重，下次不宜在原处再拔。处理完毕后，让病人休息 10 ~ 20 分钟后方可离去。

第四节　适应证、禁忌证和注意事项

一、适应证

拔罐疗法的适应范围较为广泛，可用于很多疾病，凡内科、妇科、儿科、伤外科、皮肤科及五官科等临床各科许多疾病均可用之。由于拔罐疗法的独特治病机制，尤其适合治疗各种疼痛性疾病。

二、禁忌证和禁用部位

（一）禁忌证

凡有下列情况（或疾病）之一者，应当禁用或慎用。凡中度或重度心脏病、心力衰竭；全身性水肿；有出血倾向者（如血友病、紫癜等）；失血证（如咯血、呕血、吐血、便血等）；白血病、恶性肿瘤；高热；全身剧烈抽搐或痉挛；重度精神病；活动性肺结核；狂证、广泛性皮肤病、狂躁不安、不合作者；施术部位溃疡；全身高度浮肿；受术局部有疝气史；某些妇女月经病，外伤骨折等，禁忌拔罐。极度衰弱、醉酒、过度疲劳、过饥、过饱、过渴、皮肤失去弹性及皮肤高度过敏的患者，当慎用。

（二）禁用部位

凡大血管通过之处、乳头、心搏处、五官、前后阴、静脉曲张处、浅显动脉分布处（如腹股沟动脉搏动处、足背动脉搏动处、颈前上端两侧的颈动脉搏动处等）、孕妇腹部及腰骶部、敏感穴位（如合谷、三阴交等），应当慎用。

拔罐疗法的禁忌证与不宜拔罐的部位，不是绝对的。在临床应用时，以上情况要尽量避免使用，必要选用时，也应慎重。

三、注意事项

（1）拔罐时必须保持室内温度适度，避开风口，防止受凉。要选择适当体位和肌肉丰满的部位。若体位不当、移动、骨骼凸凹不平，毛发较多的部位，火罐容易脱落，均不适用。

（2）拔罐时要根据所拔部位的面积大小而选择大小适宜的罐。操作时必须迅速，才能使罐拔紧，吸附有力。

（3）操作谨防灼伤或烫伤皮肤。点火入罐时动作要敏捷，避免烫伤皮肤，或先于局部涂以凡士林，既能增强吸着力，又能防罐口灼伤皮肤。在点火过程中如发现罐口发烫时，应当换罐；应用闪火法和滴酒法时，防止燃着的棉花掉下；应用架火法时，不要将点燃的火架撞翻；应用蒸汽罐和煮药罐时，应甩去罐中的热水和药液，以防引起烫伤。

（4）若烫伤或留罐时间太长而皮肤起水泡时，小水泡勿须处理，仅敷以消毒纱布，防止擦破即可。水泡较大时，用消毒针将水放出，涂以龙胆紫药水，或用消毒纱布包敷，以防感染。

（5）皮肤有过敏、溃疡、水肿及大血管分布部位，不宜拔罐。高热抽搐者，以及孕妇的腹部、腰骶部位，亦不宜拔罐。

（6）在应用针罐时，避免将针撞压入深处并防止弯针和折针。

（7）在应用刺血拔罐时，刺血工具要严密消毒，出血量要适当。

眼区及面颊部不宜采用。体质虚弱、贫血、肿瘤患者、出血性疾患、孕妇、月经期不宜采用此法治疗。

（8）在应用走罐时，罐口应光滑，不宜吸拔过紧，不能在骨突出处推拉，以免损伤皮肤。

（9）起罐时手法宜轻缓，以一手抵住罐口边的肌肉，按压一下，使空气透入，罐子即能脱下，不可硬行单向上提或旋转。

（10）拔罐后如局部瘀血严重或者疼痛时，可轻轻按摩被拔部位，即可缓解，在局部瘀血现象尚未消退以前，不宜再在原处拔罐。

（11）注意病人的反应，在拔罐时，随时询问病人的感觉，如病人有发热、发紧、发酸、凉气外出、温暖、舒适等，都属于正常得气现象。如出现胀痛较为明显，或灼热感难受时，应立即起罐，或变换部位再行拔罐，或减小吸拔力，或改用口径较小的罐具。拔罐后无感觉为吸拔力不足，应重拔。如有晕罐现象，应立即起罐，及时做妥善处理。

（12）拔罐时间长短要适宜。如病情重、病灶深，及疼痛性疾病，拔罐时间宜长；病情轻、病灶浅，及麻痹性疾病，拔罐时间宜短。拔罐部位肌肉丰厚（如臀部、大腿部），拔罐时间可略长；拔罐部位肌肉薄（如头部、胸部、背部），拔罐时间宜短。气候寒冷时，拔罐时间可适当延长；天热时则相应缩短。体质强壮者、青年人，拔罐时间可适当延长；体质虚弱者、老年人或 7 岁以下儿童则相应缩短。

第五节　常见反应及处理

一、正常反应

不论采用何种方法将罐吸附于施治部位由于罐内的负压吸拔作用，局部的组织可隆起于罐口平面以上，病人觉得局部有牵拉发胀感，或感到发热、发紧、凉气外出、温暖、舒适等，这都是正常现象。起罐后，或应用闪罐、走罐后，治疗部位出现潮红（或紫红）皮疹点等，均属拔罐疗法的罐后治疗效应，待一至数天后，可自行恢复，不需做任何处理。在采用针罐疗法、刺络疗法、放血疗法时，罐内有出血或用针罐疗法治疗痈疖时，罐内拔出大量脓血和坏死组织也是正常反应。

二、异常反应

（一）局部异常反应

拔罐后如果患者感到拔罐区异常紧而痛，或有烧灼感受，则应立即拿掉火罐，并检查皮肤有无烫伤，患者是否过度紧张，术者手法是否有误，或罐子吸力是否过大等，根据具体情况予以处理。如此处不宜再行拔罐，可另选其它部位。针后拔罐或刺络（刺血）拔罐时，如罐内有大量出血（超过治疗要求的出血量），应立即起罐，并用消毒棉球按住出血点。

（二）晕罐

晕罐是罐治疗中产生的一种特殊情况，与晕针有相似之处，常于行罐中发生，起罐后发作，虽不多见，但不可不防。

1. 晕罐的症状

头晕目眩，面色苍白，恶心欲吐，呼吸急促，心慌心悸，四肢发凉，伴有冷汗，脉沉细、血压下降；严重者，口唇、指甲青紫，神志昏迷，仆倒在地，二便失禁，脉微细弱欲绝。

2. 晕罐的原因

空腹或过度疲劳、剧吐、大汗之后；心情过于紧张；体质虚弱；手法过重，刺激量大，时间过长，皆可晕罐，甚至形成脱证、闭证。

3. 晕罐的处理

要患者平卧，注意保暖。轻者服温开水或糖水即可迅速缓解并恢复正常；重者则应弄清是脱证还是闭证。脱证则施温灸以固脱回阳，取百会、中极、关元、气海、涌泉，或隔盐灸神阙穴即可恢复；脉细弱欲脱者，应立即采取其它急救措施。

4. 晕罐的预防

术者应注意观察和询问受术者，若大饥大渴，应令进食，稍休息后再做治疗；神情紧张者应做解释，消除顾虑，不可勉强，手法宜轻；术中一旦发现患者出现不适，应立即处理，防患于未然。

第二章

临床应用

第一节 内科疾病

一、痹证

痹证是由于风、寒、湿、热等邪气闭阻经络，影响气血运行，导致肢体筋骨、关节、肌肉等处发生疼痛、重着、酸楚、麻木，或关节屈伸不利、僵硬、肿大、变形等症状的一种疾病。轻者病在四肢关节肌肉，重者可内舍于脏。

（一）病因病机

1. 病因

（1）外因：①感受风寒湿邪：久居潮湿之地、严寒冻伤、贪凉露宿、睡卧当风、暴雨浇淋、水中作业或汗出入水等。②感受风湿热邪：久居炎热潮湿之地，外感风湿热邪。

（2）内因：①劳逸不当：劳欲过度，激烈活动后感邪。②久病体虚：老年体虚，病后、产后气血不足。③饮食不节。

2. 病机

风、寒、湿、热、痰、瘀等邪气滞留肢体筋脉、关节、肌肉，经脉闭阻，不通则痛，是痹证的基本病机。

（二）辨证

症状		风寒湿痹			风湿热痹	痰瘀痹阻证	肝肾亏虚证
		行痹	痛痹	着痹			
	主症	肢体关节酸痛，游走不定	肢体关节紧痛不移，遇寒痛增，得热痛减	肢体关节重着，酸痛	肢体关节红肿灼热剧痛	肌肉关节刺痛，固定不移	关节屈伸不利，肌肉瘦削，腰膝酸软

续 表

		风寒湿痹			风湿热痹	痰瘀痹阻证	肝肾亏虚证
		行痹	痛痹	着痹			
症状	兼症	发病初期肢节亦红亦肿，屈伸不利，或恶风，或恶寒	关节屈伸不利，局部皮色不红，触之不热	肢体关节肿胀，痛有定处，手足沉重，活动不便，肌肤麻木不仁	关节痛不可触，得冷稍舒，多伴有发热恶风、口渴尿黄、烦闷不安等全身症状	关节肌肤暗紫肿胀，按之较硬，肢体顽麻或重着，或关节僵硬变形，有硬结瘀斑，面色暗黧，眼睑浮肿，或胸闷痰多	或畏寒肢冷，阳痿，遗精，或骨蒸劳热，心烦口干
	舌脉	舌苔薄白，脉浮或缓	舌质淡，苔薄白，脉弦紧	舌质淡，苔白腻，脉濡缓	舌质红，苔黄腻，脉滑数或浮数	舌质暗或有瘀斑，苔白腻，脉弦涩	舌质淡红，苔薄白或少津，脉沉细弱或细数
治法	治则	祛风通络，散寒除湿	温经散寒，祛风除湿	除湿通络，祛风散寒	清热通络，祛风除湿	化痰行瘀，蠲痹痛络	培补肝肾，舒筋止痛
	取经	局部取穴并根据部位循经选穴					

（三）治疗

【取穴】

主穴	配 穴	
	分型	取穴
阿是穴、局部取穴	行痹	风池、膈俞、血海、太冲
	痛痹	大椎、肾俞、关元
	着痹	阴陵泉、足三里、脾俞
	风湿热痹	大椎、曲池、合谷
	痰瘀痹阻证	丰隆、血海
	肝肾亏虚证	肝俞、肾俞

【方法】

（1）梅花针叩刺拔罐法：先用梅花针在应拔部位叩刺至皮肤微出血为度，血止后，用闪火法将罐罩上，留罐5~10分钟。每3日1次，5次为1个疗程。

（2）涂药拔罐法：先用中药涂剂涂直径约 10cm 的药液面积，然后用闪火法拔罐 15 分钟。每日 1 次，6 日为 1 个疗程。

（3）单纯拔罐法：留罐 10～15 分钟，每日或隔日 1 次，10 次为 1 个疗程。

（4）留针拔罐法：先用毫针刺入得气后，用闪火法将罐迅速扣于针上，留罐 10～15 分钟，每日或隔日 1 次，10 次为 1 个疗程。

（5）针刺后拔罐法：先用毫针刺入，留针 10～15 分钟。出针后再拔罐，留罐 15～20 分钟，隔日 1 次。或痛痹拔罐后加温灸；行痹用闪罐法；热痹用刺络拔罐法。均 10 次为 1 个疗程。

（四）医案

李某某，男，56 岁，工人。2000 年 7 月 2 日初诊。主诉：双膝关节红肿热痛 10 天。患者于 10 天前无明显诱因下觉双膝关节疼痛，伴灼热感，膝关节屈伸不利。查：双膝关节中度肿胀，皮肤温度略高，左侧尤甚。舌质红，苔黄燥，脉滑。既往有"风湿性关节炎病史" 10 年。查：血沉 56mm/h，抗"O" 700IU/ml，类风湿因子阴性。诊断：中医：痹证（热痹），西医：风湿性关节炎。治疗：常规消毒局部皮肤，用单头七星针于双侧膝部先以髌骨为中心，环形叩刺到皮肤潮红，重点在肿胀处强刺激至微出血，然后用 2～3 号玻璃罐在上述部位拔罐 5 个（髌骨上 1 个，其周围 4 个）。留罐 10 分钟后起罐，用消毒棉球擦净出血，每罐出血 2～3ml。隔日一次，共治疗 10 次，治疗过程中，先用强刺激手法，渐至中等刺激，最后用轻刺激，出血也由瘀黑渐转鲜红，并时挟有泡沫，经过治疗，肿胀逐渐消退，症状逐渐消失，膝关节功能也逐渐恢复。治疗结束后复查血沉 16mm/h，抗"O"阴性。1 年后随访无复发。

按 痹证的发生，多由外邪侵袭肢体的经络，使气血运行不畅而成，其外邪或为风寒湿，或为风邪化热。本案患者感受风湿之邪日久，化为热邪，郁阻于脉络，使气血运行不畅，故见关节红、肿、热、痛，活动不利，舌质红，舌苔黄燥，脉滑。用皮肤针加拔火罐放血疗法以清泻热邪，活血通络，消肿止痛，因而取得满意疗效。（刺络拔罐法治疗痹证的临床应用体会．广东省针灸学会第九次学术交流会暨"针灸治疗痛症及特种针法"专题讲座论文汇编，2004）

（五）**注意事项**

坚持治疗，注意休息。治疗期间可配合功能锻炼。

二、腰痛

腰痛又称"腰脊痛"，是指因外感、内伤或挫闪导致腰部气血运行不畅，或失于濡养，引起腰脊或脊旁部位疼痛为主要症状的一种病证。

（一）**病因病机**

病因：外邪侵袭，体虚年衰，跌仆闪挫。

病机：①外感腰痛：外邪痹阻经脉，气血运行不畅。②内伤腰痛：肾精气亏虚，腰府失其濡养和温煦。

病位：腰，与肾及足太阳、足少阴、任督冲带等经脉密切相关。

病性：感受外邪与外伤腰痛属实，内伤致腰痛属虚，亦可见虚实夹杂之证。

（二）**辨证**

		寒湿腰痛	湿热腰痛	瘀血腰痛	肾虚腰痛	
					肾阴虚	肾阳虚
症状	主症	腰部冷痛重着，每遇阴雨天或腰部感寒后加剧，痛处喜温	腰部疼痛，重着而热，暑湿阴雨天气症状加重，活动后或可减轻	腰痛如刺，痛处固定，日轻夜重，痛处拒按	腰部隐隐作痛，酸软无力，缠绵不愈	腰部隐隐作痛，酸软无力，缠绵不愈，局部发凉，喜温喜按，遇劳更甚
	兼症	转侧不利，静卧痛势不减，体倦乏力，肢末欠温，食少腹胀	身体困重，口渴不欲饮，口苦心烦，小便短赤	轻者俯仰不利，重者不能转侧，面晦唇暗，或伴血尿。部分病人有跌仆闪挫史	心烦少寐，口燥咽干，面色潮红，手足心热	少腹拘急，面色㿠白，肢冷畏寒
	舌脉	舌质淡，苔白腻，脉沉而迟缓	苔黄腻，脉濡数或弦数	舌质暗紫，有瘀斑，脉涩	舌红少苔，脉弦细数	舌质淡，脉沉细无力
治法	治则	散寒行湿，温经通络	清热利湿，舒筋止痛	活血化瘀，通络止痛	滋补肾阴，濡养筋脉	补肾壮阳，温煦经脉
	取经	足太阳膀胱经、督脉、带脉和肾经（贯脊属肾）				

（三）治疗

【取穴】

主穴	配穴	
	分型	取穴
阿是穴、委中、肾俞、腰阳关	寒湿腰痛	大椎、环跳、昆仑
	湿热腰痛	大椎、曲池、合谷
	瘀血腰痛	膈俞、血海、志室、腰眼
	肾虚	命门、腰眼、上髎

【方法】

（1）刺络拔罐法：任选一穴，用三棱针点刺至微出血，然后拔罐。每次留罐15~20分钟，隔日1次，5次为1个疗程。

（2）单纯拔罐法：留罐10~15分钟，每日或隔日1次，10次为1个疗程。

（3）走罐法：用驱风药酒、风湿油等涂在脊柱两侧经脉循行部位，然后进行走罐，至局部皮肤深红为度，1~2日1次。

（4）针刺后拔罐法：先用毫针作中刺激，然后拔罐15~20分钟。每日或隔日1次，5次为1个疗程。

（5）药罐法：用煮药罐方（千细叶双眼龙、入地金牛、豆豉、姜各250g，生姜500g）煎取5000ml药液，煮罐后拔罐，留罐15分钟。隔日1次，10次为1个疗程。疗程间休息7天。

（四）医案

王某某，男，58岁，河南中原油田退休教师。1996年11月15日初诊。腰疼1月余，渐加重，不能走路，转身困难，生活不能自理。曾在河南当地及本市多处中西药治疗，未明显减轻，腰椎X线片正常，常规化验无明显异常。被两人扶持抬上床检查：右腰眼下压痛（＋＋＋），膜肌紧张疼痛，右下肢明显牵引痛。有挫伤史。查委中穴周青脉成团，右侧较重，脉细涩。诊断急性腰痛，腰肌劳损型（瘀血阻络）。治疗：采用通经化滞、破瘀泻络法。取穴：委中三棱针散刺，右侧3针，左侧1针。右侧中心1针血喷柱高约10cm，量约15ml，左侧血流色黑量约5ml。即刻成团青脉团消失。拔火罐：小肠俞（右）针罐法，中火力。阿是穴（右腰眼下）针罐法，大火力。10分钟后去罐，患者自己下床，下蹲弯腰并在科室内走动，已不痛，自己走着回家。次日二诊：患者昨晚未痛，早起腰酸，活动减轻。查：右腰眼下压痛（＋），腰肌无紧张，委中穴周青脉团已不显，脉络淡红。证属：经气不通，瘀血不散，肌肉劳损，阴血不足。治以益脾养血，温通经脉。取穴：足三里、阴陵泉分刺法，承山针罐法。改为隔日针治。18日三诊：腰酸明显好转，脉双尺沉细。证属：腰肌劳损恢复期，兼肾阴精亏虚。治以前法加补肾温经。取穴：腰眼艾灸温针，足三里艾灸温针，阴陵泉、太溪阴刺补法。每日坚持早晚自我腰部按摩和锻炼。前后共针治7次，痊愈1月无复发。

按 委中穴为足太阳膀胱经合穴，五输穴之一，它所在膀胱经上连头项，下通足跟，直通腰背上下，主治腰背强痛，若刺血使膀胱经之逆气瘀血输而泄之，符合《灵枢·九针十二原》："菀陈则除之"。西医学研究表明：腘窝部的内侧大隐静脉和外侧小隐静脉刺血，可改变腰背内外侧及下肢后侧的静脉回流速度，进而使该部位的肌肉筋骨的血液循环得以迅速改善，病变部位的瘀血消而散之，故肌肉组织的憋、胀、痛疼减轻。而拔罐则使周围血液向患处集聚，涌而聚流、暂时瘀血，火罐去后，机体再按正常血液循环疏而散之，这一聚一散，则原来病理状态不复存在，从而达到"通而不痛"的效果。[刺络拔罐辨证治疗急性腰痛146例. 中国针灸, 1999（增刊）]

（五）注意事项

（1）腰痛拔罐治疗期间要注意休息，不要做剧烈和繁重的劳动。

（2）适当的腰背部功能锻炼，纠正不良姿势。节制房事，注意腰部保暖。

三、坐骨神经痛

坐骨神经痛是指沿坐骨神经通路（腰部、臀部、大腿后侧、小腿后外侧及足外侧）以放射性疼痛为主要特点的综合征。

（一）**病因病机**

病因：腰部闪冲，外伤，劳损，外邪侵袭。

病机：气滞血瘀，不通则痛。

病位：肾。

病性：虚证，实证，虚实夹杂证。

（二）辨证

		根性坐骨神经痛	干性坐骨神经痛
症状	主症	自腰部向一侧臀部、大腿后侧、小腿后外侧直至足背外侧放射，腰骶部、脊柱部有固定而明显的压痛、叩痛	腰痛不明显，臀部以下沿坐骨神经分布区疼痛，在坐骨孔上缘、坐骨结节与大转子之间、腘窝中央、腓骨小头下、外踝后等处有压痛
	兼症	小腿外侧、足背感觉减退，膝腰、跟腱反射减退或消失，咳嗽或打喷嚏等导致腹压增加时疼痛加重	小腿外侧足背感觉减退，跟腱反射减退或消失，腹压增加时无影响
	舌脉	舌暗苔薄，脉弦涩	舌暗苔薄，脉弦
治法	治则	通经活络，舒筋止痛	舒筋活络，通经止痛
	取经	以足太阳膀胱、足少阳胆经及局部取穴为主	以足太阳膀胱、足少阳胆经和阿是穴为主

（三）治疗

【取穴】

主穴	配穴	
	分型	取穴
阿是穴、环跳、秩边	根性坐骨神经痛	腰夹脊、肾俞、腰阳关
	干性坐骨神经痛	委中、承山、昆仑

【*方法*】

（1）刺络拔罐法：先用三棱针在穴位上点刺，然后用闪火法将罐具吸拔在穴位上，留罐 10～15 分钟，隔日 1 次。

（2）梅花针叩刺后拔罐法：视其痛处取穴，先在疼痛部位经脉明显怒张处或委中穴，用三棱针点刺出血，并用火罐拔吸。其余穴部，用梅花针叩刺后拔罐 15 分钟。每日或隔日 1 次，10 次为 1 个疗程。

（3）留针拔罐法：先用毫针刺入得气后，留针拔罐 10～15 分钟。起罐后，继续留针 15 分钟，每日或隔日 1 次，5 次为 1 个疗程。

（4）针刺后拔罐法：先用毫针刺入，得气后留针 10～15 分钟。出针后再进行拔罐 15～20 分钟。每日或隔日 1 次。

（5）走罐法：每次走罐至皮肤紫红色为度。然后在疼痛明显处用密排法，拔罐 15 分钟，3 日 1 次。

（四）医案

王某某，男性，50 岁，工人，主诉：腰痛伴右下肢疼痛 5 年，加重 4 个月。于 1998 年 12 月 3 日入院。现病史：患者 5 年劳动时突然出现腰及右侧臀部疼痛，伴右下肢疼痛麻木，体位变动则疼痛加剧，不能行走，曾用利多卡因局部封闭，中药离子导入等多种方法治疗，疗效均不显著，4 月前患者受寒后症状加重，治疗未果来我院。诊见：病人表情痛苦，直腿抬高试验（＋）。臀、腘、腓肠肌、踝及腰椎 4、5 椎旁压痛明显。腰椎 CT 示：腰椎 3、4、5 骨质增生，4、5 椎间盘向后突出。诊断：继发性坐骨神经痛。治疗方法：采用刺血拔罐与针刺相结合治疗，刺血拔罐取患侧委中穴，患者俯卧位，常规消毒后，医者手持细三棱针对准委中穴直刺 3~4 针，深度 1~2mm，刺后取一中号玻璃火罐，用闪光法吸拔针刺处，出血约 5~8ml，20 分钟后起罐，擦净瘀血。针刺取患侧穴位：环跳、秩边，承山，阳陵泉，肾俞（双），取 75% 酒精棉球常规消毒，选取相应毫针、针刺穴位，得气后留针 30 分钟，每 15 分钟运针 1 次，中等刺激强度。以上疗法均隔日 1 次，5 次为 1 个疗程。按上法治疗 1 次疼痛即明显减轻。2 疗程后症状、体征消失，腰腿活动自如，追访半年未见复发。

按　坐骨神经痛因其痛剧烈，应归属痛痹范畴，从其部位来看主要痛在下部，兼有走窜麻木。按"风伤于上，湿伤于下"可知此证必兼风湿之邪，故其病机为风寒湿邪侵及下肢，流注经络关节，凝滞气血，经脉不通则重麻疼痛，治应祛风散寒除湿。故采用委中穴刺血拔罐，使风、湿、寒邪随血外泄，祛瘀止痛。再者腰、臀、大腿后侧及小腿后外侧和足背外侧，属足太阳膀胱经及部分足少阳胆经的循行区域，病起于腰部，腰为肾之外府，故治疗多从膀胱经、肾经，胆经入手。[刺血拔罐配合针刺治疗坐骨神经痛 27 例. 针灸临床杂志，2000，16（3）]

（五）注意事项

（1）本病可由多种疾病引起，应积极治疗原发病。

（2）治疗期间要静卧休息，要注意腰部保暖。疼痛消失后适当进行活动，防止劳累，以免复发。

四、面瘫

面瘫是以口、眼向一侧㖞斜为主要表现的病症，又称为"口眼㖞斜"。本病可发生于任何年龄，多见于冬季和夏季。发病急速，以一侧面部发病为多。

（一）病因病机

病因：劳作过度，机体正气不足，脉络空虚，卫外不固，外邪侵袭。

病机：气血痹阻，经筋功能失调。

（二）辨证

		风寒证	风热证	气血不足证
症状	主症	口眼㖞斜，一侧面部肌肉板滞、麻木、瘫痪，额纹消失，鼻唇沟变浅	口眼㖞斜，额纹消失，鼻唇沟变浅，病侧不能皱眉、触额、闭目、露齿、鼓颊	口眼㖞斜，面部肌肉板滞、麻木，额纹消失，鼻唇沟变浅
	兼症	恶寒，无汗，头痛等外感症状	微恶寒，发热	肢体困倦无力，面色淡白，头晕
	舌脉	舌淡苔薄白，脉浮紧	舌红苔薄黄，脉浮数	舌淡苔薄白，脉细弱
治疗	治则	散寒通络，疏调筋经	疏风清热，调经通络	益气补血，疏调经筋
	取经	以足阳明经为主		

（三）治疗

【取穴】

主穴	配　穴	
	分型	取穴
合谷、颊车、大椎、地仓	风寒证	风池
	风热证	曲池
	气血不足证	足三里

【方法】

（1）闪罐法：每穴闪拔 20 ~ 30 下（夏季可减半），闪罐顺序为：先取额部，次取面部，再取口角部，最后取大椎穴，每日 1 次。

（2）刺络拔罐法：先用三棱针围刺主穴，以微出血为度。然后拔罐 10 ~ 15 分钟，每日或隔日 1 次。

（3）针刺后拔罐法：先用毫针刺入，得气后留针 20～30 分钟。出针后用闪火法在患处拔罐，反复至罐口发烫为止。每日 1 次，12 次为 1 个疗程。

（四）医案

周某，男，45 岁，2003 年 11 月 11 日初诊。主诉：右侧面部口眼㖞斜 2 天。发病前曾有感冒受凉史。就诊时右侧面部麻木，右眼闭合不全，流泪，右额纹变浅，鼻唇沟平坦，不能鼓腮吹口哨，饮水时口角漏水，食物停留于齿颊之间，否认有其他慢性病史。查：右侧耳后乳突部和颈项部有压痛，舌淡苔薄白，脉浮紧。此为风寒袭络，面部筋肉失去濡煦所致，治拟疏风散寒，温经通络，濡煦面部筋肉。根据病证，依梅花针叩刺拔罐为主综合治疗 7 次，痊愈而归。

按 西医多不主张周围性面瘫急性期采用针刺疗法，因为常规体针取穴都在面神经及其分支分布的区域内，翳风穴更位于面神经颅外段的主干上，针刺深度、刺激量若掌握不当，恐加重面神经损伤，干扰或破坏面神经原有的固定生长程序而影响其功能恢复。《素问·皮部论》曰："凡十二经脉者，皮之部也，是故百病之始生也，必生皮毛"。所以当病邪初侵时，必从皮毛开始，此时如及时合理治疗，机体便能很快康复。面瘫急性期乃病邪初侵，病位尚在皮部，若施以浅刺，可及时引邪外出，截邪深入。[梅花针叩刺拔罐治疗面瘫急性期临床观察. 中国针灸，2005，25（11）]

（五）注意事项

注意休息，避风寒，可戴口罩。眼睑闭合不全者注意卫生，防止感染。

五、三叉神经痛

三叉神经痛是以三叉神经分布区出现放射性、烧灼样抽掣疼痛为主症的疾病，是临床上最典型的神经痛。多发于 40 岁以上的女性，有原发性和继发性之分。属于中医学"面痛"、"面风痛"、"面颊痛"等范畴。

（一）病因病机

病因：本病多与外感风邪、情志不调、外伤等因素有关。

病机：筋脉气血痹阻，运行不畅。

病位：面部。

病性：本病多属实证。

（二）辨证

		风寒证	风热证	气血瘀滞证
症状	主症	面痛，遇寒则甚，得热则轻	面痛，烧灼样抽掣疼痛	面痛，痛点固定不移
	兼症	有感受风寒史，鼻流清涕	流涎，目赤流泪	多有外伤史
	舌脉	苔白，脉浮紧	苔薄黄，脉浮数	舌暗或有瘀斑，脉涩
治疗	治则	疏风散寒止痛	疏风清热止痛	行气活血止痛
	取经	以手足阳明经为主		

（三）治疗

【取穴】

主穴	配 穴	
	分型	取穴
太阳、颊车、合谷、颊车	风寒证	风池、外关
	风热证	曲池、大椎
	气血瘀滞证	膈俞、肝俞、关元、足三里

【方法】

（1）刺络拔罐法：先用三棱针点穴，以微出血为度。然后拔火罐，留罐 5～10 分钟，隔日 1 次。

（2）针刺后拔罐法：先用毫针刺入，留针 10 分钟。出针后，再进行拔火罐 10～15 分钟，每日 1 次。

（3）贴药拔罐法：每次选两穴，交替使用。以面粉调少量玉树神油或松节油、樟脑水、薄荷水等，做成厚约 0.27cm 的药饼，贴于穴位上，然后拔罐 10～15 分钟。隔日 1 次，6 次后改为每周 1 次，12 次为 1 个疗程。

（四）医案

庄某，女性，35 岁，患左侧三叉神经痛 4 年。疼痛波及三支范围，尤以第 2 支痛甚，曾因剧痛难忍拔牙 2 枚，但其痛如旧；服卡马西平、苯妥英钠等及纯酒精封闭治疗后缓解。近日疼痛复发，上述西医治疗无效。诊时患者以手捧面，呈极度痛苦面容，其口气臭秽，舌尖边红苔黄腻，脉细弦。即以三棱针点刺太阳（左）、四白（左）、下关（左），并拔罐（每穴出血约3ml），治疗1次后痛去大半，隔日如上法再治疗1次疼痛即消失。1年后随访未见复发。

按 三叉神经痛属于中医"面痛"范畴，多由风寒、风热以及情志不遂，肝失条达导致气郁不畅，阻于经络，影响筋脉气血运行，形成气滞血瘀而致面痛。由于气滞血瘀，经络不通而引起疼痛，根据"菀陈则除之"的治疗原则，刺络拔罐可疏通面部筋脉，使气血调和，通则不痛。［刺络拔罐治疗三叉神经痛84例．中国中医急症，2004，13（9）］

（五）注意事项

（1）本病要坚持治疗，注意休息，防止劳累。

（2）避免食用刺激性食物和受凉。

六、头痛

头痛是指头部经脉缩急或失养，清窍不利所引起的头痛为特征的一种病症。可单独出现，亦见于多种疾病的过程中。

（一）病因病机

病因：感受外邪，情志失调，先天不足或房事不节，饮食劳倦或体虚久病，头部外伤或久病入络。

病机：①外感头痛：外邪上扰清窍，壅滞经络，络脉不通。②内伤头痛：肝脾肾三脏功能失调。

病性：外感头痛之病性属表属实，内伤头痛属虚证，亦有虚实夹杂证。

（二）辨证

		外感头痛			内伤头痛				
		风寒头痛	风热头痛	风湿头痛	肝阳头痛	血虚头痛	痰浊头痛	肾虚头痛	瘀血头痛
症状	主症	头痛连及项背，常有拘急收紧感	头痛而胀，甚则如裂	头痛如裹	头胀痛，或抽掣而痛，头痛多为两侧	头痛隐隐，缠绵不休	头痛昏蒙重坠	头痛而空	头痛剧烈，或刺痛，经久不愈，痛处固定不移

		外感头痛			内伤头痛			
		风寒头痛	风热头痛	风湿头痛	肝阳头痛	血虚头痛	痰浊头痛	肾虚头痛	瘀血头痛
症状	兼症	恶风寒，口淡不渴	发热恶风，面红赤，口渴喜饮，大便秘结，小便黄赤	肢体困重，身热不扬。胸闷纳呆，小便不利，大便稀薄	头晕目眩，心烦易怒，面红目赤，口苦胁痛，失眠多梦	面色少华，头晕心悸怔仲，失眠多梦	胸脘痞闷，纳呆呕恶，眩晕，倦怠乏力	腰膝酸软，眩晕耳鸣，神疲乏力，滑精带下	日轻夜重，头部有外伤史，或长期头痛史
	舌脉	舌质淡红苔薄白，脉浮紧	舌边尖红，苔薄黄，脉浮数	舌质淡红，苔白腻，脉濡	舌红苔黄，脉弦数	舌质淡苔薄白，脉细弱	舌质淡红，苔白腻脉滑或弦滑	舌红少苔，脉细无力	舌紫暗有瘀斑瘀点，苔薄白，脉细或细涩
治疗	治则	疏风散寒止痛	疏风清热和络	祛风胜湿通窍	平肝潜阳熄风	养血滋阴，和络止痛	健脾燥湿，化痰降逆	养阴补肾，填精生髓	活血化瘀，通窍止痛
	取经	以局部取穴为主，配合循经远端取穴							

（三）治疗

【取穴】

主穴	配穴	
	分型	取穴
大椎、神庭、风池、太阳	风寒头痛	风府、外关
	风热头痛	曲池、肺俞
	风湿头痛	三阴交
	肝阳头痛	百合、太冲、胆俞
	血虚头痛	气海、血海、足三里
	痰浊头痛	中脘、丰隆、足三里
	肾虚头痛	肾俞、气海、太溪
	瘀血头痛	百会、膈俞

【方法】

（1）刺络拔罐法：选择所取穴位周围显露的静脉血管，用2号三棱针刺入血管壁，使流出紫暗色瘀血，血止拔罐5~10分钟起罐，然后用2%碘酒棉球消毒针孔即可。

（2）单纯拔罐法：留罐 10~15 分钟，每日 1 次。

（3）留针拔罐法：先用毫针刺入得气后，留针拔罐 15~20 分钟，隔日 1 次，5 次为 1 个疗程。

（4）针刺后拔罐法：先用毫针刺 3 分，去针后，再用火罐拔之。留罐 10~15 分钟，每日 1 次。

（四）医案

王某某，男，45 岁，1997 年 7 月 4 日来诊。主诉：左侧头痛 3 天。患者 3 天前突发左侧头部剧痛，呈搏动性，以侧后部为重（风池穴外上处），伴恶心、呕吐、烦躁，曾于单位卫生室行针灸治疗两次，取穴合谷、太阳、风池，疼痛仅缓解半小时，又呈持续性疼痛。患者面色苍白，舌暗舌尖红，苔薄黄，脉弦有力。诊为瘀血头痛。取大椎穴放血拔罐，出血约 8ml，左侧丝竹空透率谷，左风池透右风池，留针 30 分钟，行强刺激泻法。起针后，疼痛大减。2 日后复诊，诉回家后疼痛减轻，疼痛由持续性变为间断性，可有数小时间歇，但低头吃饭或看报时会诱发疼痛加剧。依前法针 3 次痛止，又针 2 次以巩固疗效，随访 1 年未复发。

按　头痛一证，病因很多，可因风寒外束，造成寒凝经脉，头部气血瘀阻，筋脉拘急而生头痛；可由痰浊阻遏经络，清阳不展而致头痛；也可因情志郁怒，气郁化火，肝阳上亢导致头痛；气血素虚，血行无力不能供养头部，经脉空虚也可造成头痛。病因虽多，但归根到底，不外乎在各种致病因素作用下，局部气血运行障碍所致，即"不通则痛"。治疗上，应以通经活络，畅通气血为根本大法。[刺血拔罐治疗头痛 50 例. 四川中医，1999，17（11）]

（五）注意事项

（1）颅内占位性病变和颅外伤所致的头痛，不宜用拔罐疗法。

（2）若多次拔罐治疗无效或症状加重，应考虑其他致病因素，不可贻误病情。

七、眩晕

眩晕是指因清窍失养，临床以头晕眼花为主症的一类病症。眩即眼花，晕是头晕，两者常同时并见。轻者闭目即止；重者如坐车船，旋转不定，不能站立，或伴有恶心呕吐汗出，甚则昏倒等症状。

（一）病因病机

病因：情志不遂；年高肾亏；病后体虚；饮食不节；跌仆损伤，瘀血内阻。

病机：虚者为髓海不足，或气血亏虚，清窍失养。实者为风或痰瘀扰乱清空。

病位：在头窍，与肝脾肾三脏相关。

病性：以虚证居多，亦有实证或本虚标实证。

（二）辨证

症状		肝阳上亢证	气血亏虚证	肾精不足证	痰湿中阻证	瘀血阻窍证
症状	主症	眩晕欲仆，耳鸣，头痛且胀	眩晕，动则加剧，遇劳则发	头晕目眩，耳鸣如蝉，久发不已	头重昏蒙，视物旋转	眩晕时作，头痛如刺
	兼症	面红目赤，急躁易怒，肢麻震颤，颜面潮红，口苦，失眠多梦	神疲懒言，乏力自汗，面色无华，唇甲淡白，心悸少寐	健忘，两目干涩，视力减退，胁部隐痛，腰膝酸软，咽干口燥，少寐多梦	胸闷作恶，呕吐痰涎，脘腹痞满，纳少神疲	面色黧黑，口唇暗紫，肌肤甲错，健忘，心悸失眠，耳鸣耳聋
	舌脉	舌红苔黄，脉弦或数	舌淡苔薄白，脉细弱	舌红苔黄脉，弦或数	舌苔白腻，脉濡滑	舌暗有瘀斑，脉涩或细涩
治法	治则	平肝潜阳，清火熄风	补益气血，调养心脾	平肝潜阳，清火熄风	化痰祛湿，健脾和胃	祛瘀生新，活血通窍
	取经	以督脉、足少阳胆经为主				

（三）治疗

【取穴】

主穴	配穴	
	分型	取穴
肝俞、曲池、风池	肝阳上亢证	肾俞、三阴交、太冲、阳陵泉
	气血亏虚证	气海、关元、足三里
	肾精不足证	血海、阴陵泉、太溪、复溜、关元
	痰湿中阻证	丰隆、足三里、三阴交
	瘀血阻窍证	血海、膈俞

【方法】

（1）梅花针叩刺拔罐法：病人取俯卧体位，用梅花针中强度叩刺，以微出血为度，叩击面积应略小于火罐口，然后用闪火法拔罐，吸拔出约 2~3ml 血液，留罐约 5~10 分钟即可。

（2）单纯拔罐法：留罐 15~20 分钟，每日或隔日 1 次，10 次为1 个疗程。

（3）留针拔罐法：先用毫针刺入得气后，留针拔罐 15~20 分钟，每日或隔日 1 次，10 次为 1 个疗程。

（4）刺络拔罐法：先用三棱针点穴，以微出血为度。然后拔火罐，留罐 15~20 分钟，每日或隔日 1 次，10 次为 1 个疗程。

（5）针刺后拔罐法：先用毫针刺入，留针 10 分钟。出针后，再进行拔火罐 15~20 分钟，每日或隔日 1 次，10 次为 1 个疗程。

（6）走罐法：先将润滑液涂于背部，再将玻璃罐口涂匀，用闪火法将罐吸于督脉、足太阳膀胱经穴位处，用走罐法。一般每条经脉往复走罐 10~20 次，每日或隔日 1 次。

（四）医案

患者，男，51 岁，干部。2005 年 4 月 28 日初诊。患者以头晕为主，伴有恶心呕吐。查体可见神清，颈项活动受限，头晕症状随颈部转动时加重，第 3~5 颈椎棘突旁压痛明显，压顶及叩顶试验（+）。X 线摄片示颈椎退变，第 3~5 颈椎后缘骨质增生明显，椎体后缘间隙狭窄。诊断为颈椎病性眩晕，予叩刺拔罐治疗 1 个疗程后，眩晕等症状明显好转，巩固治疗 1 疗程后，主要症状完全缓解。随访半年未见复发。

按 颈性眩晕属中医学"眩晕"范畴，病位属于督脉、足太阳和足少阳循行范围，多由劳损或体虚，脑髓空虚、失养后复感风寒湿邪等，致颈部经络痹阻，寒凝血瘀，气血不能上荣清窍引起。运用皮肤针叩刺足少阳、足太阳、督脉经穴，配合拔火罐疗法，可以起到疏通经络气血，祛风散寒止痛的作用，达到标本兼治、内外同调的目的。[叩刺拔罐法治疗颈性眩晕疗效观察．上海针灸杂志，2008，27（12）]

（五）注意事项

（1）在治疗期间应保持心态平和，避免情绪波动，注意休息，避免各种可能导致眩晕的外部因素。

（2）对颅内病变引起的眩晕应手术治疗，例如脑部肿瘤等。

（3）注意饮食调理，合理膳食。饮食宜清淡，忌肥甘厚味、过咸及大量饮酒、吸烟。

八、原发性高血压

高血压病是一种常见的慢性疾病，全称为"原发性高血压病"，以安静状态下持续性动脉血压增高（血压：140/90mmHg 或 18.6/12kPa 以上）为主要表现。本病发病率较高，且有不断上升和日渐年轻化的趋势。病因至今未明，目前认为与遗传、年龄、体态、职业、情绪、饮食等有一定的关系。

根据临床上的主要证候、病程转归以及并发症，本病可归属于中医"头痛"、"眩晕"、"肝风"等范畴。

（一）病因病机

病因：①内因：先天禀赋不足，肾精亏虚，阳盛阴衰。②外因：情志不遂，饮食失节，房事不节，劳倦过度。

病机：脏腑气血阴阳失调，主要为肝肾阴阳失调，肝肾阴虚，肝阳上亢。

病位：心、肝、脾、肾。

病性：多为本虚标实之证，日久可致虚实夹杂或虚证。

（二）辨证

		肝火亢盛证	阴虚阳亢证	痰湿壅盛证	气虚血瘀证	阴阳两虚证
症状	主症	眩晕头痛	眩晕头痛，头重脚轻	眩晕头痛，头重	眩晕头痛	眩晕头痛
	兼症	惊悸，烦躁不安，面红目赤，口苦，尿赤便秘	耳鸣，五心烦热，心悸失眠，健忘	胸闷，心悸，食少，呕恶痰涎	面色萎黄，心悸怔忡，气短乏力，纳差，唇甲青紫	面色萎暗，耳鸣，心悸，动则气急，甚则咳喘，腰腿酸软，失眠或多梦，时有浮肿
	舌脉	舌红、苔干黄，脉弦	舌质红、苔薄白，脉弦细而数	苔白腻，脉滑	舌质紫暗或见有斑点，脉细涩	舌淡或红，苔白，脉细

		肝火亢盛证	阴虚阳亢证	痰湿壅盛证	气虚血瘀证	阴阳两虚证
治法	治则	平肝潜阳	滋阴降火，平肝潜阳	健脾化痰，清利头目	益气养血，化瘀通络	滋阴补阳，调和脏腑
	取经	足厥阴肝经、督脉为主	足少阴肾、足厥阴肝经、督脉为主	足厥阴肝、足太阴脾经、督脉为主	足厥阴肝、手少阴心经、任脉为主	足厥阴肝、足太阴脾经、任脉、督脉为主

（三）治疗

【取穴】

主穴	配　穴	
	分型	取穴
曲池、风池、足三里	肝火亢盛证	太阳、风府、阳陵泉
	阴虚阳亢证	肝俞、肾俞、三阴交、太冲
	痰湿壅盛证	丰隆、三阴交
	气虚血瘀证	气海、膈俞、血海
	阴阳两虚证	肝俞、肾俞、关元

【方法】

（1）梅花针叩刺拔罐法：病人取俯卧体位，用梅花针中强度叩刺，以微出血为度，叩击面积应略小于火罐口，然后用闪火法拔罐，吸拔出约2~3ml血液，留罐约5~10分钟即可。

（2）单纯拔罐法：留罐15~20分钟，每日或隔日1次，10次为1个疗程。

（3）留针拔罐法：先用毫针刺入得气后，留针拔罐15~20分钟，每日或隔日1次，10次为1个疗程。

（4）刺络拔罐法：先用三棱针点穴，以微出血为度。然后拔火罐，留罐15~20分钟，每日或隔日1次，10次为1个疗程。

（5）针刺后拔罐法：先用毫针刺入，留针10分钟。出针后，再进行拔火罐15~20分钟，每日或隔日1次，10次为1个疗程。

（6）走罐法：先将润滑液涂于背部，再将玻璃罐口涂匀，用闪火法将罐吸于督脉、足太阳膀胱经穴位处，用走罐法。一般每条经脉往复走罐10~20次，每日或隔日1次。

（四）注意事项

（1）本法有较好的降压效果，在治疗期间避免情绪波动，注意休息，饮食宜清淡、低盐、低脂肪、低糖、低胆固醇，忌辛辣刺激、肥甘厚味、过咸及大量饮酒、吸烟，并保持大便通畅。进行有益的科学锻炼。严重的高血压患者应配合中西药物治疗。

（2）在拔罐治疗时，患者不宜突然停服以前服用的降压药物，即使血压平稳，也应逐渐减量，使机体有一个适应过程。

九、低血压症

低血压是指成年人的血压持续低于 90/60mmHg（老年人低于 100/70mmHg）。西医学分为体质性、体位性、继发性三类。体质性低血压最为常见，一般认为与体质瘦弱和遗传有关，多见于 20～50 岁的妇女和老年人；体位性低血压是患者长时间站立或从卧位到坐位、站立位时，因血压调节不良，突然出现血压下降超过 20mmHg，并伴有相应症状；继发性低血压多由某些疾病或药物引起，如腹泻、大出血、风湿性心肌病、心肌梗死、脊髓空洞症、中风、降压药或抗抑郁药等。

本病属于中医学"眩晕"、"虚损"的范畴。

（一）病因病机

病因：①内因：素体虚弱，禀赋不足。②外因：思虑劳累过度，耗伤气血。

病机：气血亏虚，阳气虚弱，鼓动无力，气血不能充分通达四末，脑失滋养。

病位：心、肺、脾、肾。

病性：以虚证为主。

（二）辨证

		心阳不振证	中气不足证	心肾阳虚证	阳气虚脱证
症状	主症	头晕健忘	头晕	头晕耳鸣	头晕
	兼症	精神萎靡，神疲嗜睡，面色苍白，四肢乏力，手足发凉	气短，自汗，四肢酸软，食欲不振	心悸怔忡，腰膝酸软，汗出肢冷，手足发凉，性欲减退，夜尿多	面色苍白，恶心呕吐，汗出肢冷，步态不稳，不能站立，神志恍惚，甚则晕厥

续　表

		心阳不振证	中气不足证	心肾阳虚证	阳气虚脱证
症状	舌脉	舌淡、舌体胖嫩，脉沉细或缓而无力	舌淡、苔白，脉缓无力	舌质淡、苔薄白，脉沉细	舌质淡，脉沉细无力
治法	治则	振奋心阳，调和气血	补中益气，调和气血	温补心肾，补肾充髓	温阳化气，回阳固脱
	取经	手少阴心、足太阳膀胱经、督脉为主	手少阴心、足太阴脾经、任脉为主	手少阴心、足少阴肾、足太阳膀胱经为主	任脉、督脉为主

（三）治疗

【取穴】

主穴	配　穴	
	分型	取穴
神阙、曲池、足三里、气海	心阳不振证	心俞、厥阴俞、膻中
	中气不足证	脾俞、中脘、胃俞
	心肾阳虚证	内关、心俞、肾俞、太溪
	阳气虚脱证	命门、肾俞、关元

【方法】

（1）单纯拔罐法：留罐15～20分钟，每日或隔日1次，10次为1个疗程，每疗程间隔7天。

（2）涂姜汁走罐法：按常规走罐，至局部皮肤紫红为度。若脏腑有病变者，起罐后，选取有关穴位（如心脏病选心俞，肝病选肝俞，肾病选肾俞等）进行闪罐5～6次，以加强刺激。每日或隔日1次，10次为1个疗程，每疗程间隔5天。

（3）留针拔罐法：先用毫针刺入得气后，留针拔罐15～20分钟，每日或隔日1次，10次为1个疗程，每疗程间隔7天。

（四）注意事项

拔罐疗法对于低血压有调理和治疗作用。但要坚持连续治疗，才能收到良好的效果。

十、失眠

失眠是以不能获得正常睡眠为特征的一类病证，主要表现为睡眠时间及睡眠深度的不足，轻者入睡困难，或寐而不酣，时寐时醒，或醒后不能再寐，重则彻夜不寐，常影响人们的正常生活，工作、学习和健康。

（一）病因病机

病因：饮食不节，情志失常，劳逸失调，病后体虚。

病机：各种致病因素引起脏腑功能紊乱，气血失和，阴阳失调，阳不入阴。

病位：在心，涉及肝、胆、脾、胃、肾。

病性：有虚有实，且虚多实少。

（二）辨证

症状		肝火扰心证	痰热扰心证	心脾两虚证	心肾不交证	心胆气虚证
症状	主症	不寐多梦，甚则彻夜不眠，性情急躁	心烦不寐，胸闷脘痞，泛恶嗳气	不易入睡，多梦易醒，心悸健忘，神疲食少	心烦不寐，入睡困难，心悸多梦	虚烦不寐，触事易惊，终日惕惕，胆怯心悸
症状	兼症	伴头晕头胀，目赤耳鸣，口干而苦，不思饮食，便秘溲赤	口苦，头重，目眩	伴头晕目眩，四肢倦怠，腹胀便溏，面色少华	伴头晕而鸣，腰膝酸软，潮热盗汗，五心烦热，咽干少津，男子遗精，女子月经不调	伴气短自汗，倦怠乏力
症状	舌脉	舌红苔黄，脉弦而数	舌偏红苔黄腻，脉滑数	舌淡苔薄，脉细无力	舌红少苔，脉细数	舌淡，脉弦细
治法	治则	疏肝泻火，镇心安神	清化痰热，和中安神	补益心脾，养血安神	滋阴降火，交通心肾	益气镇惊，安神定志
治法	取经	手少阴心经、足厥阴肝经	手少阴心经、足阳明胃经	手少阴心经、足太阴脾经	手少阴心经、足少阴肾经	手少阴心经、足少阳胆经

（三）治疗

【取穴】

主穴	配 穴	
	分型	取穴
神门、内关、百会、心俞、足三里、三阴交	肝火扰心证	肝俞、风池、合谷、通里
	痰热扰心证	脾俞、丰隆、曲池
	心脾两虚证	脾俞、胃俞、足三里

主穴	配　穴	
	分型	取穴
神门、内关、百会、心俞、足三里、三阴交	心肾不交证	肾俞、关元、复溜
	心胆气虚证	关元、胆俞、瞳子髎

【方法】

（1）针刺后拔罐法：先用毫针刺入得气，出针后再拔罐 10～20 分钟，每日或隔日 1 次，10 次为 1 个疗程。

（2）刺络拔罐法：先用三棱针点刺，以微出血为度，后拔罐，留罐 5 分钟，每日 1 次，10 次为 1 个疗程。

（3）留针拔罐法：先用毫针刺入得气后，留针拔罐 10～20 分钟，每日或隔日 1 次，10 次为 1 个疗程。

（4）单纯拔罐法：留罐 15～20 分钟，每日或隔日 1 次，10 次为 1 个疗程。

（5）梅花针叩刺后拔罐法：先用梅花针叩刺脊柱两侧各两排，虚证轻叩，以不见血为度；实证中重叩，以微见血为度。然后在应拔部位和罐口涂以液体石蜡或药油、药酒，再用走罐法，推至皮肤紫红色为度。隔日或隔 2～3 天治疗 1 次，10 次为 1 个疗程。

（四）医案

冯某某，男，25 岁，干部。主诉：失眠 3 个月，伴头痛、心悸、健忘 20 日。每天晚上只能入睡 2～3 小时，白天精神疲倦，注意力不集中。查体无异常发现。经针刺配合拔罐法治疗 2 次，症状明显好转，经 2 个疗程治疗痊愈。随访半年未复发。

按　中医学认为失眠病因与心肝脾肾等脏器虚弱功能失调有关。病理变化多阳盛阴衰，阴阳失交。通过针刺促使经脉气血通畅，血液循环增快，阴阳得以平衡，从而机体恢复正常生理功能。再配合拔罐刺激背俞穴，使五脏六腑气血调和，对生理功能起到双相调节作用，二者结合治疗有事半功倍之功。［针刺配合拔罐治疗失眠症 59 例．医学理论与实践，2004，17（5）］

（五）注意事项

（1）在治疗的同时，要调节患者的情志，并要求患者养成良好的生活习惯，按时休息。

（2）睡前忌饮浓茶、咖啡，忌吸烟等。

十一、癫病

癫病以精神抑郁，表情淡漠，沉默痴呆，语无伦次，静而多喜为特征。

（一）病因病机

病因：七情内伤，饮食失节，先天不足。

病机：痰气郁结，蒙蔽神机。

病位：病位在心，与肝、胆、脾关系密切。

病性：初起多属实证，久则虚实夹杂。

（二）辨证

		痰气郁结证	心脾两虚证
症状	主症	精神抑郁，表情淡漠，沉默痴呆，时时太息，言语无序	神思恍惚，魂梦颠倒，心悸易惊，善悲欲哭
	兼症	喃喃自语，多疑多虑，喜怒无常，秽洁不分，不思饮食	肢体困乏，饮食锐减，言语无序
	舌脉	舌红苔腻而白，脉弦滑	舌淡苔薄白，脉沉细无力
治法	治则	理气解郁，化痰醒神	健脾益气，养心安神
	取经	足厥阴肝经、足太阳膀胱经	手少阴心经、足太阴脾经

（三）治疗

【取穴】

主穴	配　穴	
	分型	取穴
大椎、肝俞、神道、内关、风府	痰气郁结证	中脘、丰隆
	心脾两虚证	心俞、脾俞、厥阴俞

【方法】

（1）留针拔罐法：以皮肤针轻刺穴位，然后将罐吸拔在穴位上，留罐 10 ~ 15 分钟，每日 1 次。

（2）单纯拔罐法：留罐 10 ~ 15 分钟，每日 1 次。

（四）医案

患者，女，25 岁。5 个月前因精神刺激而沉默不语，神态呆板，表情淡漠，继而喃喃自语，或言无伦次，答非所问，不思饮食，夜间少眠或不能入睡。诊断为精神分裂症（癫病）。治疗：取膻中穴，用三棱针点刺出少量血，闪火拔罐，留罐10分钟，每周2次，共治疗8次，诸症消失，恢复正常工作，半年后随访未复发。

按 精神分裂症是最常见的精神病，主要由思虑太过、肝气郁结引起。膻中穴是八会穴中气会之穴，乃宗气会聚之所，为任脉、手足少阴经、手足太阴经的交会处，又是心包经的募穴，可宽胸利膈、理气通络，以治神志病为佳。刺血疗法有较强的祛邪作用，能使闭阻的经脉和气血得以畅通，从而达到治病目的。［膻中穴刺血拔罐治疗精神分裂症．山东中医杂志，1997，16（2）］

（五）注意事项

（1）治疗过程中配合患者家属对患者进行心理疏导、细心呵护、尊重患者。对严重抑郁患者要防止其自杀。

（2）鼓励患者以自己的方式表达情绪，与别人进行沟通，减少患者的恐惧心理和敌对情绪，有利于配合治疗。

（3）拔罐疗法要持之以恒，方能取到更大的效果。

十二、狂病

狂病以精神亢奋，狂躁不安，喧扰不宁，骂詈毁物，动而多怒为特征。

（一）病因病机

病因：七情内伤，饮食失节，先天不足。

病机：痰火上扰，神明失主。

病位：病位在心，与肝、胆、脾关系密切。

病性：初起多属实证，久则虚实夹杂。

（二）辨证

症状		痰火扰神证	痰热瘀结证	火盛阴伤证
	主症	起病先有性情急躁，头痛失眠，两目怒视，面红目赤，继而突发狂乱无知，骂詈号叫，不避亲疏，逾垣上屋	癫狂日久不愈，面色晦滞而秽，情绪躁扰不安，多言不序，恼怒不休，甚至登高而歌，弃衣而走	癫狂久延，时作时止，势已较缓，妄言妄为，呼之已能自制

		痰火扰神证	痰热瘀结证	火盛阴伤证
症状	兼症	毁物伤人，气力愈常，不食不眠	妄见妄闻，妄思离奇，头痛，心悸而烦	有疲惫之象，寐不安，烦躁，形瘦，面红而秽，口干便难
	舌脉	舌质红绛，苔多黄腻或黄燥而垢，脉弦大滑数	舌质紫暗，有瘀斑，少苔或薄黄苔干，脉弦细或细涩	舌尖红无苔，有剥裂，脉细数
治法	治则	清心泻火，涤痰醒神	豁痰化瘀，调畅气血	育阴潜阳，交通心肾
	取经	督脉、手少阴心经、手厥阴心包络经	督脉、手少阴心经、手厥阴心包络经	督脉、手少阴心经、手厥阴心包络经

（三）治疗

【取穴】

主穴	配　穴	
	分型	取穴
大椎、肝俞、少商、人中、内关、太冲	痰火扰神证	丰隆、中脘、神门
	痰热瘀结证	风池、曲池、委中
	火盛阴伤证	神门、三阴交、大钟

【方法】

（1）单纯拔罐法：留罐15～20分钟，每日或隔日1次，10次为1个疗程。

（2）刺络拔罐法：先用三棱针点刺，以微出血为度，后拔罐，留罐15～20分钟，每日或隔日1次，10次为1个疗程。

（3）针刺后拔罐法：先用毫针刺入得气，出针后再拔罐15～20分钟，每日或隔日1次，10次为1个疗程。

（四）注意事项

（1）治疗过程中配合患者家属对患者进行心理疏导、细心呵护、尊重患者。对躁狂发作期的患者要注意看管，防止其伤人及自伤。

（2）鼓励患者以自己的方式表达情绪，与别人进行沟通，减少患者的恐惧心理和敌对情绪，有利于配合治疗。

（3）拔罐疗法要持之以恒，方能取到更大的效果。

十三、痫病

痫病是一种反复发作性神志异常的病证，亦名"癫痫，俗称

"羊痫风"。临床以突然意识丧失，甚则仆倒，不省人事，强直抽搐，口吐涎沫，两目上视或口中怪叫，移时苏醒一如常人为特征。发作前可伴眩晕、胸闷等先兆，发作后常有疲倦乏力等症状。

（一）病因病机

病因：七情失调，先天因素，脑部外伤及感受外邪，饮食所伤。

病机：痰浊内阻，脏气不平，阴阳偏胜，神机受累，元神失控。

病位：与心、肝、脾、肾相关，主要责之于心肝。

病性：分标本虚实。

（二）辨证

		风痰闭阻证	痰火扰神证	瘀阻脑络证	心脾两虚证	心肾亏虚证
症状	主症	发作呈多样性，突然跌倒，神志不清，抽搐吐涎或伴尖叫与二便失禁，或短暂神志不清，两目发呆，茫然所失。谈话中断，持物落地，或精神恍惚而无抽搐	发作时昏仆抽搐，吐涎，或有吼叫	一侧面部抽动，颜面口唇青紫	反复发痫，神疲乏力，心悸气短，失眠多梦，面色苍白	痫病频发，神思恍惚，心悸，健忘失眠
	兼症	发病前常有眩晕，头昏，胸闷，乏力，痰多，心情不悦	平时急躁易怒，心烦失眠，咯痰不爽，口苦咽干，便秘溲黄，病发后，症情加重，彻夜难眠，目赤	平素头晕头痛，痛有定处，常伴单侧肢体抽搐	体瘦纳呆，大便溏薄	头晕目眩，两目干涩，面色晦暗，耳轮焦枯不泽，腰膝酸软，大便干燥
	舌脉	舌质红，苔白腻，脉多弦滑有力	舌红，苔黄腻，脉弦滑而数	舌质暗红或有瘀斑，舌苔薄白，脉涩或弦	舌质淡，苔白腻，脉沉细而弱	舌质淡红，脉沉细而数
治法	治则	涤痰熄风，开窍定痫	清热泻火，化痰开窍	活血化瘀，熄风通络	补益气血，健脾宁心	补益心肾，潜阳安神
	取经	督脉、手少阴心经、足阳明胃经	督脉、手少阴心经、足厥阴肝经	督脉、足厥阴肝经	督脉、足太阴脾经、手少阴心经	督脉、足少阴肾经、手少阴心经

（三）治疗

【取穴】

主穴	配　穴	
	分型	取穴
大椎、百会、印堂	风痰闭阻证	风池、丰隆、三阴交
	痰火扰神证	曲池、丰隆
	瘀阻脑络证	膈俞、气海
	心脾两虚证	巨阙、心俞、脾俞
	心肾亏虚证	心俞、肾俞、太溪

【方法】

（1）留针拔罐法：先用毫针刺入得气后，行平补平泻针法后，留针拔罐 10～20 分钟，每日 1 次，10 次为 1 个疗程。

（2）针刺后拔罐法：先用毫针刺入得气，出针后再拔罐 15～20 分钟，每日 1 次，10 次为 1 个疗程。

（3）单纯拔罐法：留罐 15～20 分钟，每日 1 次，10 次为 1 个疗程。

（4）割治拔罐法：先令患者俯卧于手术床上，充分暴露背部，并尽量使背部肌肉表面放平。每次选穴 3～5 个，局麻后，用手术刀割长约 0.5cm 切口，并将皮下纤维组织挑净，然后在每个穴位上拔罐，半小时后起罐，敷以消毒纱布，用胶布固定。一般每周治疗 1 次，3 次为 1 个疗程。

（5）刺络拔罐法：先用三棱针点刺，以微出血为度，后拔罐，留罐 10 分钟，每日 1 次。

（四）病案

徐某，男，16 岁，1981 年 4 月 6 日诊。常突然失神呆滞，不动不语，呼之不应。患病 6 年，原因不明。偶见头项及手足有小抽搐，片刻则又恢复常态。一日数发，或 2～3 日一发。在南京某院诊为特发性癫痫，用多种药物而效不著。用点刺拔罐会阳及长强穴进行治疗，1 疗程后症状全失，巩固 1 疗程，随访 3 年未发。

按 癫痫病因虽有痰、火、惊、气、血及先天因素诸说，然痰邪作祟、病位在巅（脑）最为关键。盖督脉、足太阳经之循行，分别为"入络脑"及"从巅入络脑"；督脉之别络由长强分出后，散布于头部，左右别走足太阳经；足太阳之经别"其一道下尻五寸，别入于肛"。再据"菀陈则除之者，去血脉也"的理论，故予点刺会阳及长强穴，以疏通经脉，开窍豁痰，泄火活络；进而复用拔罐去其"恶血"及郁积"痰涎"。如此风痰火瘀得除，清升浊降，顽疾可廖。[点刺拔罐会阳及长强穴治疗癫痫23例．安徽中医学院学报，1988，7（3）]

（五）注意事项

（1）拔罐疗法对控制癫痫的发作次数及严重程度有一定疗效，但需持之以恒。

（2）治疗期间要劳逸结合，避免身心过劳，调适心情。

（3）日常生活中饮食宜清淡，应忌烟戒酒，忌辛辣，少食肉类，尤其要忌牛、羊、鸡肉，多食蔬菜、瓜果之类，有助于患者康复。

十四、癔病

以心情抑郁，情绪不宁，胸部满闷，胁肋胀痛，或易怒易哭，或咽中如有异物梗塞等为主要表现的疾病。

（一）病因病机

病因：情志失调，体质因素。

病机：肝气郁结，气机郁滞，五脏气血失调。

病位：肝，涉及心、脾、肾。

病性：初起多实，日久转虚或虚实夹杂。

（二）辨证

		肝气郁结证	气郁化火证	痰气郁结证	心神失养证	心脾两虚证	心肾阴虚证
症状	主症	精神抑郁，情绪不宁，胸部满闷，胁肋胀痛，痛无定处	性情急躁易怒，胸胁胀满，口苦而干，或头痛，目赤，耳鸣	精神抑郁，胸部闷塞，胁肋胀满	精神恍惚，心神不宁，多疑易惊，悲忧善哭，喜怒无常	多思善疑，头晕神疲，心悸胆怯，失眠健忘	情绪不宁，心悸，健忘，失眠，多梦
	兼症	脘闷嗳气，不思饮食，大便不调	嘈杂吞酸，大便秘结	咽中如有物梗塞，吞之不下，咯之不出	或时时欠伸，或手舞足蹈，骂詈喊叫等	纳差，面色不华	五心烦热，盗汗，口咽干燥
	舌脉	苔薄腻，脉弦	便秘结，舌质红，苔黄，脉弦数	苔白腻，脉弦滑	舌质淡，脉弦	舌质淡，苔薄白，脉细	舌红少津，脉细数

		肝气郁结证	气郁化火证	痰气郁结证	心神失养证	心脾两虚证	心肾阴虚证
治法	治则	疏肝解郁,理气畅中	疏肝解郁,清肝泻火	行气开郁,化痰散结	甘润缓急,养心安神	健脾养心,补益气血	滋养心肾
	取经	足厥阴肝经、手厥阴心包经	足厥阴肝经、手厥阴心包经、足阳明胃经	足厥阴肝经、手厥阴心包经、足阳明胃经	足厥阴肝经、手厥阴心包经、手少阴心经	足厥阴肝经、手厥阴心包经、足太阴脾经	足厥阴肝经、手厥阴心包经、足少阴肾经

（三）治疗

【取穴】

主穴	配　穴	
	分型	取穴
心俞、中脘、关元、三阴交	肝气郁结证	行间、肝俞
	气郁化火证	行间、内庭、支沟
	痰气郁结证	丰隆、期门、太冲
	心神失养证	神门、内关
	心脾两虚证	脾俞、足三里
	心肾阴虚证	太溪、肾俞

【方法】

（1）刺络拔罐法：先用三棱针点刺，再拔罐，留罐15分钟，每日1次。

（2）针灸罐法：先用毫针作轻刺激，然后拔罐10～15分钟，起罐后，用艾条温灸。每3～4日1次。

（3）针刺后拔罐法：先用毫针刺入，得气后留针20～30分钟，出针后拔罐15分钟。

（四）注意事项

（1）本病是一种心因性的情志病，治疗时不能忽视语言的暗示作用。应该恰如其分地解除病员的思想顾虑，树立其战胜疾病的信心。

（2）应作各系统检查和实验室检查以排除器质性疾病。

十五、感冒

感冒是感受触冒风邪，邪犯卫表而导致的常见外感疾病，临床表现以鼻塞、流涕、喷嚏、咳嗽、头痛、恶寒、发热、全身不适、脉浮为其特征。

（一）病因病机

病因：外感风邪疫毒；正气虚弱，肺卫功能失常。

病机：卫表不和，肺失宣肃。

病位：病位在肺卫，主要在卫表。

病性：多为实证，体虚感冒者虚实相兼。

（二）辨证

		实证			虚证	
		风寒感冒	风热感冒	暑湿感冒	气虚感冒	阴虚感冒
症状	主症	恶寒重，发热轻，无汗，头痛，肢节酸疼，鼻塞声重	身热较著，微恶风，汗泄不畅，头胀痛	身热，微恶风，汗少，肢体酸重或疼痛	恶寒较甚，发热，无汗，头痛身楚，咳嗽，痰白，略痰无力	身热，微恶风寒，少汗
	兼症	或鼻痒喷嚏，时流清涕，咽痒，咳嗽，痰吐稀薄色白，口不渴或渴喜热饮	面赤，咳嗽，痰黏或黄，咽燥，或咽喉乳蛾红肿疼痛，鼻塞，流黄浊涕，口干欲饮	头昏重胀痛，咳嗽痰黏，鼻流浊涕，心烦口渴，或口中黏腻，渴不多饮，胸闷脘痞，泛恶，腹胀，大便或溏，小便短赤	平素神疲体弱，气短懒言，反复易感	头昏，心烦，口干，干咳少痰
	舌脉	舌苔薄白而润，脉浮或浮紧	舌苔薄白微黄，舌边尖红，脉浮数	舌苔薄黄而腻，脉濡数	舌淡苔白，脉浮而无力	舌红少苔，脉细数
治法	治则	辛温解表	辛凉解表	清暑祛湿解表	益气解表	滋阴解表
	取经	手太阴肺经、足太阳膀胱经	手太阴肺经、手阳明大肠经	手太阴肺经、足阳明胃经	手太阴肺经、足阳明胃经和肺俞	手太阴肺经、足阳明胃经和肺俞

（三）治疗

【取穴】

主穴	配　穴	
	分型	取穴
大椎、风池、合谷、肺俞、外关、太阳	风寒感冒	列缺
	风热感冒	风门、曲池

续　表

主穴	配　穴	
	分型	取穴
大椎、风池、合谷、肺俞、外关、太阳	暑湿感冒	中脘、足三里
	气虚感冒	气海、足三里
	阴虚感冒	三阴交

【方法】

（1）刺络拔罐法：用三棱针点刺穴位2~3下，立即在针刺部位拔火罐，以微出血为度，留罐5~10分钟起罐。根据患者自觉症状消除程度决定拔罐次数。

（2）单纯拔罐法：留罐10~15分钟。每日1次。

（3）走罐法：患者俯卧，充分暴露背部，以姜汁作润滑剂，沿背部督脉及足太阳膀胱经两侧循行线推拉火罐，至皮肤紫红色为度，然后将罐留在大椎、肺俞穴上15~20分钟。每日或隔日1次，待症状改善后，改用3~5日1次。

（4）排罐法：留罐10~15分钟。每日或隔日1次，待症状改善后，改用3~5日1次。

（四）医案

曹某某，女，41岁，工人，于2007年11月16日就诊。因受凉引起感冒，出现头痛、鼻塞、发热等症状5日，经西医治疗（药物不详）2日未见好转。查体：体温37.4℃，两肺未闻及干湿啰音，舌苔薄白，脉浮紧。诊断为风寒感冒。治疗：取大椎穴常规消毒，用无菌三棱针点刺后，立即拔火罐，留罐15分钟，起罐后擦去血迹。治疗1次，头痛显著减轻，体温降至正常，2次后临床症状、体征全部消失而痊愈。

按　中医认为，感冒是六淫之邪趁机体抵抗外邪能力下降时，袭于肌表而犯肺卫所致。大椎穴属于督脉之经穴，又为手足三阳经与督脉交会穴，而督脉为阳脉之海，总督一身之阳。针刺大椎穴加拔罐可以起到祛风解表、扶正祛邪的作用，能显著提高机体的免疫功能，亦是临床治疗和预防感冒的主要穴位。[针刺大椎穴配合拔罐治疗感冒36例.中医外治杂志，2008，17（3）]

（五）注意事项

（1）在拔罐时要保持室内温度，注意保暖，起罐后要立即穿好衣服，防止受凉。

（2）对拔罐疗法效果不明显者，应及时配以药物治疗，并要加强身体锻炼，以提高机体免疫力，增强抗病能力。

（3）冬春寒凉季节要注意做好预防工作。

（4）常开门窗，保持室内空气流通。流感高发季节尽量避免去人群多的公共场所。

（5）当采用其他方法治疗时，也可加用拔罐疗法治疗，往往收到事半功倍的效果。

十六、咳嗽

咳嗽是肺系疾病的主要证候之一，以咳嗽、咯痰为主要临床特征。

（一）病因病机

病因：外感六淫，内邪干肺。

病机：肺失宣降，肺气上逆。

病位：病变主脏在肺，与肝、脾有关，久则及肾。

病性：外感咳嗽属于邪实，内伤咳嗽多属邪实与正虚并见。

（二）辨证

		外感咳嗽			内伤咳嗽			
		风寒袭肺	风热犯肺	风燥伤肺	痰湿蕴肺	痰热郁肺	肝火犯肺	肺阴亏耗
症状	主症	咳声重浊，气急，喉痒，咯痰稀薄色白	咳嗽频剧，气粗或咳声嘶哑，喉燥咽痛，咯痰不爽，痰黏稠或黄，咳时汗出	干咳，连声作呛，喉痒，咽喉干痛，唇鼻干燥，无痰或痰少而黏，不易咯出	咳嗽反复发作，咳声重浊，痰多，因痰而嗽，痰出咳平，痰黏腻或稠厚成块，色白或带灰色，每于早晨或食后则咳甚痰多，进甘甜油腻食物加重	咳嗽，气息粗促，或喉中有痰声，痰多质黏厚或稠黄，咯吐不爽，或有热腥味，或咯血痰	上气咳逆阵作，咳时面赤，咽干口苦，常感痰滞咽喉而咯之难出	干咳，咳声短促，痰少黏白，或痰中带血丝，或声音逐渐嘶哑

续　表

		外感咳嗽			内伤咳嗽			
		风寒袭肺	风热犯肺	风燥伤肺	痰湿蕴肺	痰热郁肺	肝火犯肺	肺阴亏耗
症状	兼症	鼻塞，流清涕，头痛，肢体酸楚，恶寒发热，无汗	鼻流黄涕，口渴，头痛，身痛，或见恶风，身热等表证	或痰中带有血丝，口干，初起或伴鼻塞，头痛，微寒，身热等表证	胸闷，脘痞，呕恶，食少，体倦，大便时溏	胸胁胀满，咳时引痛，面赤，或有身热，口干而黏，欲饮水	量少质黏，或如絮条，胸胁胀痛，咳时引痛，症状可随情绪波动而增减	午后潮热，颧红，盗汗，口干咽燥，日渐消瘦，神疲
	舌脉	舌苔薄白，脉浮或浮紧	舌苔薄黄，脉浮数或浮滑	舌质红干而少津，苔薄白或薄黄，脉浮	舌苔白腻，脉象濡滑	舌质红，舌苔薄黄腻，脉数滑	舌红或舌边红，舌苔薄黄少津，脉弦数	舌质红少苔，脉细数
治法	治则	疏风散寒，宣肺止咳	疏风清热，宣肺止咳	疏风清肺，润燥止咳	燥湿化痰，理气止咳	清热肃肺，豁痰止咳	清肺泻肝，顺气降火	滋阴润肺，化痰止咳
	取经	手太阴肺经及其俞募穴、足太阳膀胱经	手太阴肺经及其俞募穴、手阳明大肠经	手太阴肺经及其俞募穴、足少阴肾经穴	手太阴肺经及其俞募穴、足阳明胃经穴	手太阴肺经及其俞募穴、足阳明胃经穴	手太阴肺经及其俞募穴、足厥阴肝经穴	手太阴肺经及其俞募穴、足少阴肾经穴

（三）治疗

【取穴】

主穴	配 穴	
	分型	取穴
大椎、大杼、风门、肺俞、尺泽、膻中	风寒袭肺	合谷
	风热犯肺	曲池
	风燥伤肺	太溪、照海
	痰湿蕴肺	足三里、丰隆
	痰热郁肺	丰隆、曲池
	肝火犯肺	行间、鱼际
	肺阴亏耗	肾俞、膏肓、太溪

【方法】

（1）针刺后拔罐法：先用毫针刺入，留针 5～10 分钟，出针后，再进行拔罐 15～20 分钟。每日 1 次。

（2）单纯拔罐法：留罐 15～20 分钟，每日 1 次。

（3）刺络拔罐法：先用三棱针点刺，以微出血为度，然后进行拔罐，留罐 15～20 分钟。每日或隔日 1 次。

（4）走罐法：患者俯卧，充分暴露背部，先用闪火法将罐吸拔于穴位上，然后沿胸椎两侧的足太阳膀胱经内侧循行线推拉火罐，至皮肤潮红为度。2～3 日 1 次，5 次为 1 个疗程。

（5）灸罐法：先拔火罐，留罐 10～20 分钟。起罐后，再加温灸 5 分钟。每日 1 次，10 次为 1 个疗程。

（四）医案

患者，女，48 岁，2006 年 3 月就诊。咳嗽 1 个月。1 个月前因感受风寒而恶寒发热，头痛，鼻塞流清涕，时有咳嗽，咳痰清稀。未曾治疗，休息 3 天后头痛、恶寒、发热、鼻塞等症消退，但咳嗽症状加重，口服消炎药及伤风止咳糖浆后好转，但未完全治愈，尤其在晨起或稍受凉时加重，喝热饮后缓解。经人介绍，来针灸科治疗。症见脸色微白，时有咳嗽少量清稀痰液，舌苔薄白，脉浮紧。诊为外感风寒咳嗽症。治疗：取大椎、肺俞、风门穴，用 3 号玻璃罐对肺俞、风门两穴，用闪罐法扣拔后留罐 15 分钟；大椎穴直接拔罐，留罐时间 15 分钟。3 天 1 次，治疗 3 次。一诊后症状明显好转，二诊后症状消失。

按　风门、肺俞为足太阳膀胱经穴，风门因为风邪出入门户而得名，故可治感冒风邪所致的恶风、发热、头痛、咳嗽等症。肺俞为背俞穴，是肺气在背部输注之处，主治呼吸方面如咳嗽、哮喘的病症。大椎是手足三阳经和督脉经的交会穴，督脉统督诸阳，通过对大椎穴的温热作用，可以振奋机体阳气，以祛除寒邪。故三穴合用，能起到显著的治疗效果。[单用拔罐治疗外感风寒后期咳嗽 46 例.上海针灸杂志，2008，27（2）]

（五）注意事项

（1）拔罐疗法对外感咳嗽疗效较好，但必须及时彻底治愈，防止迁延难愈转为慢性。

（2）治疗期间，饮食宜清淡，应戒烟，忌食辛辣厚味。保持心情舒畅，劳逸适度。

（3）患者应注意加强锻炼，增强体质，提高机体免疫力，防止感冒。

（4）拔罐疗法不明显者，应配合其他疗法，防止延误病情。

十七、哮喘

支气管哮喘是一种常见的、反复发作的肺部过敏性疾病。是以阵发性呼吸喘促及喉间哮鸣为主要临床特征。

（一）病因病机

病因：外邪侵袭，饮食不当，情志失调，体虚病后。

病机：肺失肃降，肺气上逆。

病位：肺，与脾、肾关系密切。

病性：本虚标实，发作期实证为主。

（二）辨证

<table>
<tr><td colspan="2" rowspan="2"></td><td colspan="2">实证</td><td colspan="3">虚证</td></tr>
<tr><td>寒饮伏肺（冷哮）</td><td>痰热遏肺（热哮）</td><td>肺脾气虚</td><td>肺肾两虚</td><td>心肾阳虚</td></tr>
<tr><td rowspan="3">症状</td><td>主症</td><td>遇寒触发，胸膈满闷，呼吸急促，喉中痰鸣，咯痰稀白</td><td>喘急胸闷，喉中哮鸣，声高息涌</td><td>咳喘气短，动则加剧</td><td>短气而喘，咳嗽痰少</td><td>喘促短气，呼多吸少，气不得续</td></tr>
<tr><td>兼症</td><td>初起恶寒，无汗，喉痒，痰白并稀薄多泡沫，咯吐不易，面苍白或青灰，口不渴，喜热饮</td><td>头痛，有汗，面红，张口抬肩，不能平卧，痰色黄而胶黏，咯痰不爽，烦燥，口渴，便秘</td><td>咳声低怯，痰液清稀，畏风自汗，神疲倦怠，食少便溏</td><td>头晕耳鸣，腰膝酸软，潮热盗汗</td><td>畏寒肢冷，尿少浮肿，甚则喘急烦躁，心悸神昧，冷汗淋漓，唇甲青紫</td></tr>
<tr><td>舌脉</td><td>舌质淡苔白滑，脉浮紧</td><td>舌质红苔黄腻，脉滑数</td><td>舌淡苔薄白，脉濡细</td><td>舌红少苔，脉细数</td><td>舌质紫暗或有瘀点、瘀斑，苔薄白，脉沉细或微弱而结代</td></tr>
<tr><td rowspan="2">治法</td><td>治则</td><td>温肺散寒，化痰平喘</td><td>清热宣肺，化痰平喘</td><td>补肺固卫，健脾化痰</td><td>补肺温肾，纳气平喘</td><td>扶阳固脱，镇摄肾气</td></tr>
<tr><td>取经</td><td>手太阴肺经及其俞募穴、足太阳膀胱经</td><td>手太阴肺经及其俞募穴、手阳明大肠经、足阳明经胃经</td><td>手太阴肺经及其俞募穴、足太阴脾经</td><td>手太阴肺经及其俞募穴、足少阴肾经、任脉</td><td>手太阴肺经及其俞募穴、足太阳膀胱经、足少阴肾经</td></tr>
</table>

（三）治疗

【取穴】

主穴	配　穴	
	分型	取穴
肺俞、大椎、尺泽、定喘、膻中	寒饮伏肺（冷哮）	风门、太渊
	痰热遏肺（热哮）	大椎、曲池
	肺脾气虚	脾俞、足三里
	肺肾两虚	肾俞、关元、太溪
	心肾阳虚	心俞、肾俞、气海、关元

【方法】

（1）单纯拔罐法：留罐 10 分钟，每日 1 次。

（2）刺络拔罐法：先用三棱针点刺穴位后，迅速用罐吸拔，留罐 10 分钟，每日 1 次。

（3）走罐法：适用于缓解期。患者俯卧，充分暴露背部，先用闪火法将罐吸拔于穴位上，然后沿督脉及足太阳膀胱经两侧循行线推拉火罐，至皮肤紫红为度。

（4）拔罐发疱疗法：缓解期的病人可采用此法来行预防治疗。以投火法将罐分别吸拔于大椎及双肺俞穴，其火力要大，使吸力充足，待罐内皮肤起疱后方可起罐（要用玻璃罐以便于观察）。在局部覆盖消毒纱布以保护创面，待水疱自行吸收。

（5）排罐法：背部从上至下排罐，留罐 30 ~ 40 分钟。

（四）医案

陈某某，男，45 岁。有慢性支气管炎病史 18 年，哮喘病史 12 年，曾用中西药及吸氧、三伏灸法等治疗，效果不佳，每遇冷或吃桃后病情加重，于 1995 年 10 月 6 日邀余诊治。现患者因受凉后病情发作，咳嗽，喘憋，口唇发绀，眼睑微肿，胸部桶状，心跳加快，痰多黏稠，两肺可闻及罗音，X 线检查两肺下野纹理增多。舌质淡、苔薄腻，脉滑。诊断为喘息型慢性支气管炎并感染。取穴膻中、定喘、肺俞（双）、膈俞（双）、心俞（双）、脾俞（双），分为三组，用三棱针在所取穴位上点刺 3 下，然后吸拔温热火罐，留罐 10 分钟，每穴出血 3ml 左右。起罐后即感轻松许多，效不更方，连续治疗 3 个疗程（15 天），病情稳定，随访至今未复发。

按 刺络拔罐法是刺络、拔火罐结合运用的一种方法,具有温经通络、活血化瘀;泄热除邪,消肿解毒,调血理气,扶正固本之功,加之腧穴都有双向调节作用,所以疾病的寒热虚实皆可用之。取能直接调节脏腑功能的背俞穴,宽胸理气之膻中穴,镇咳平喘之定喘穴,清热祛风、壮阳益阴之大椎穴,标本兼治,故效如桴鼓。
[刺络拔罐法治疗慢性哮喘46例.四川中医,2000,18(4)]

(五)注意事项

(1)本病发作时,轻度哮喘可单纯拔罐治疗,重度哮喘可配合药物治疗。

(2)缓解期的病人在拔罐时要注意室内温度,以防着凉诱发感冒,引起发作。避免接触致敏原。

(3)患者要坚持治疗,适当加强体育锻炼,增强抗病能力,饮食宜清淡,忌肥甘厚味,戒烟酒,节性欲。

十八、疟疾

疟疾是感受疟邪所引起的以寒战、壮热、头痛、汗出、休作有时为临床特征的一类疾病。本病多发生于夏秋季节,具有传染性。

(一)病因病机

病因:感受疟邪,正虚邪乘。

病机:疟邪伏于半表半里,邪正交争则发,正胜邪却则休止。

病位:伏于半表半里。

病性:以实为主,久病可致正虚。

(二)辨证

		实证					虚证
		正疟	温疟	寒疟	热瘴	冷瘴	劳疟
症状	主症	发作症状比较典型,常先有呵欠乏力,继则寒战鼓颔,寒罢则内外皆热。每日或间一二日发作一次,寒热休作有时	发作时热多寒少,汗出不畅	发作时热少寒多	热甚寒微,或壮热不寒	寒甚热微,或但寒不热	疟疾迁延日久,每遇劳累辄易发作,发时寒热较轻

		实证					虚证
		正疟	温疟	寒疟	热瘴	冷瘴	劳疟
症状	兼症	头痛面赤，口渴引饮，终则遍身汗出，热退身凉	头痛，骨节酸痛，口渴引饮，便秘尿赤	口不渴，胸闷脘痞，神疲体倦	头痛，肢体烦疼，面红目赤，胸闷呕吐，烦渴饮冷，大便秘结，小便热赤，甚至神昏谵语	呕吐腹泻，甚则嗜睡不语，神志昏蒙	面色萎黄，倦怠乏力，短气懒言，纳少自汗
	舌脉	舌红苔薄白或黄腻，脉弦	舌红苔黄，脉弦数	舌苔白腻，脉弦	舌质红绛，苔黄腻或垢黑，脉洪数或弦数	舌苔厚腻色白，脉弦	舌质淡，脉细弱
治法	治则	祛邪截疟，和解表里	清热解表，和解祛邪	和解表里，温阳达邪	解毒除瘴，清热保津	解毒除瘴，芳化湿浊	益气养血，扶正祛邪
	取经	督脉、手少阳三焦经及足少阳胆经	督脉、手少阳三焦经及足少阳胆经	督脉、手少阳三焦经及足少阳胆经	督脉、手少阳三焦经及足少阳胆经	督脉、手少阳三焦经及足少阳胆经	督脉、手少阳三焦经、足少阳胆经及足阳明胃经

（三）治疗

【取穴】

主穴：大椎、陶道、曲池、大陵、身柱、至阳。

【方法】

（1）刺络拔罐法：先用三棱针点刺，挤出血数滴，然后拔火罐，留罐 10~15 分钟。

（2）单纯拔罐法：留罐 15 分钟。每日或隔日 1 次。

（3）灸罐法：先温灸 5 分钟，然后拔罐，留罐 5~10 分钟。每日 1 次。

（4）针刺后拔罐法：先用毫针刺入，出针后再拔火罐，留罐 5~10 分钟。每日 1 次。

（四）医案

某战士，男，21 岁，2001 年 2 月 20 日就诊。恶心、呕吐、腹痛、腹泻 3 天，伴低热，体温 37.5℃，血液涂片检查疟原虫阳性。

诊断为胃肠型疟疾。治疗取穴：耳尖、大椎、中脘、天枢、气海、足三里、内关。操作：患者首先取坐位，将所选穴位常规消毒，用一次性采血针在双侧耳尖穴各点刺一下，分别挤出血液 8~10 滴，然后点刺大椎穴 2~3 下，在大椎穴拔罐 10 分钟左右，拔出血液 10~20 滴。然后患者仰卧位，消毒穴位后，用毫针针刺中脘、天枢、气海、足三里、内关穴，留针 20 分钟左右，针上加电脉冲刺激，脉冲的频率约每分钟 100 次，强度以病人能耐受为度。每日治疗 1 次，5 次为 1 疗程。采用以上方法治疗 1 次后，患者感觉症状明显减轻，体温下降至 36.5℃。治疗 3 次后，症状完全缓解，血液涂片检查疟原虫转为阴性。

按 耳尖是经外奇穴中清热解毒的要穴；大椎乃诸阳经之会，刺络拔罐放血能够驱除体内邪气，提高人体正气，宣通诸阳经之经气；中脘是胃之募穴；天枢是大肠之募穴，募穴主治六腑病证；气海为补气要穴；足三里是胃经的合穴；内关乃八脉交会穴之一，此二穴擅治腹部的病证。故针刺中脘、天枢、气海、足三里、内关，具有补气健脾，调理胃肠的作用。同时针灸能调动机体免疫功能，增强白细胞和网状内皮系统的吞噬功能，以消除体内的疟原虫，治疗疟疾。[针刺治疗非洲胃肠型疟疾46例. 中国针灸，2003，23（8）]

（五）注意事项

（1）注意环境卫生，消灭蚊虫。

（2）注意饮食卫生，忌食生冷不洁食物；劳逸结合，科学锻炼，提高机体抗病能力。

十九、胃痛

胃痛又称胃脘痛，是以上腹部反复性发作性疼痛为主症的疾病，饥饿或饱胀时疼痛加剧。

（一）病因病机

病因：外邪犯胃，饮食伤胃，情志不畅，先天脾胃虚弱。

病机：胃气郁滞，胃失和降。

病位：胃，与肝、脾关系密切。

病性：初发多属实证，病久常见虚证，亦虚有实夹杂者。

（二）辨证

		实证					虚证	
		寒邪客胃	饮食伤胃	肝气犯胃	湿热中阻	瘀血停胃	胃阴亏耗	脾胃虚寒
症状	主症	胃痛暴作，得温痛减，遇寒加重	胃脘疼痛，胀满拒按，嗳腐吞酸	胃脘胀痛，连及两胁，攻撑走窜	胃脘灼热而痛，得凉则减，遇热加重	胃脘疼痛，状如针刺或刀割，痛有定处而拒按	胃脘隐痛或隐隐灼痛	胃脘隐痛，遇寒或饥时痛剧，得温或进食则缓，喜暖喜按
	兼症	恶寒喜暖，口淡不渴，或喜热饮	呕吐不消化食物，吐后痛减，不思饮食	每因情志不遂而加重，善太息，不思饮食，精神抑郁	口干喜冷饮，或口臭不爽，口舌生疮	面色晦暗无华，唇暗	嘈杂似饥，饥不欲食，口干不思饮，咽干唇燥，大便干结	面色不华，神疲肢怠，四末不温，食少便溏，或泛吐清水
	舌脉	舌淡，苔薄白，脉弦紧	舌苔厚腻，脉滑	舌苔薄白，脉弦滑	舌质红，苔黄少津，脉滑数	舌质紫暗或有瘀斑，脉涩	舌体瘦，质嫩红，少苔或无苔，脉细而数	舌质淡而胖，边有齿痕，苔薄白，脉沉细无力
治法	治则	温胃散寒，行气止痛	消食导滞，和胃止痛	疏肝解郁，理气止痛	清热化湿，理气和胃	理气活血，化瘀止痛	滋阴益胃，和中止痛	温中健脾
	取经	足阳明胃经、手厥阴心包经	足阳明胃经、任脉	足阳明、足厥阴经	足阳明胃经、足太阴脾经	足阳明胃经、手厥阴心包经	足阳明胃经、足少阴肾经	足阳明胃经、手厥阴心包经、任脉

（三）治疗

【取穴】

主穴	配穴	
	分型	取穴
中脘、内关、足三里	寒邪客胃	阴陵泉、梁丘
	饮食伤胃	梁门、下脘、天枢、梁丘
	肝气犯胃	期门、肝俞、梁丘
	湿热中阻	合谷、内庭
	瘀血停胃	膈俞、阿是穴

主穴	配 穴	
	分型	取穴
中脘、内关、足三里	胃阴亏耗	太溪、三阴交
	脾胃虚寒	章门、下脘、天枢、脾俞、胃俞

【方法】

（1）单纯拔罐法：留罐 10～15 分钟，每日 1 次。

（2）针罐法：先用毫针作轻中度刺激，然后进行拔罐，留罐 10～15 分钟，隔日 1 次。

（3）药罐法：每次取一组穴位，留罐 20～30 分钟，每日或隔日 1 次。

（4）梅花针叩刺拔罐法：先用梅花针在应拔部位叩刺至皮肤微出血为度，然后在中脘穴拔罐，留罐 15～20 分钟，在脊椎两侧压痛点用走罐法至皮肤紫红色为度。3 日 1 次。

（5）闪罐法：先在各穴上闪罐 20～30 下，然后留罐 10 分钟，每日 1 次。症状缓解后改隔日或隔 2 日 1 次。

（四）医案

白某某，女，39 岁，1993 年 3 月 4 日急诊。患者洗澡时感受风寒后，突感胃脘部疼痛，持续加剧，面色苍白，怕冷，就诊时弯腰，手按腹部，痛苦呻吟。舌质淡、苔白，脉紧。诊为：脾胃虚寒。即针中脘，用酒精棉球绕住针柄点燃后拔大号火罐，使热力直达病患处，以温中散寒，继续针内关、足三里，针刺 2 分钟后疼痛减轻，尔后在其背部大椎穴、脾俞、胃俞、肝俞穴上拔罐 10 分钟后疼痛消失。随访未复发。

按 胃脘痛多因脾胃纳化功能受到损害，其急性发作常与饮食不节、气候变化、精神因素有关。中脘是足阳明胃经的募穴，是脏腑气机会聚之处，对脾胃升清降浊之功能起疏导调节作用；内关穴系阴维之会，维系上、中、下三焦，有宽胸理气之功效；足三里是足阳明胃经的合穴，对胃肠功能有明显的双向调节作用和强壮作用。选配以上三个主穴，起到了迅速解痉止痛的作用。[针灸拔罐治疗急性胃脘痛 120 例临床观察. 针灸临床杂志，1996，12（10）]

（五）注意事项

（1）拔罐治疗胃痛，具有一定的疗效。如坚持治疗，亦能取得较好的远期疗效，并可促进溃疡的愈合。

（2）胃痛患者应注意饮食调养，保持精神乐观，注意饮食卫生，少量多餐，进食应细细咀嚼。勿食生冷不洁之物，不过食肥甘厚味之品。饮食要有规律，避免过饱过饥、过冷过热和刺激性食物，戒除烟酒。对减少复发促进康复有重要的意义。

（3）胃痛如属急腹症，应即送医院就诊。

二十、胃下垂

胃下垂是指胃的位置低于正常以下。主要由于胃膈韧带和胃肝韧带无力或腹壁肌肉松弛所致。多发生于身体瘦弱的女性。

（一）病因病机

病因：素体脾胃虚弱，饮食不节，起居无常、劳倦过度。

病机：脾虚气陷，肌肉不坚，无力托举胃体。

病位：脾胃，与肝、肾相关。

病性：虚证为主，夹有实证，本虚标实。

（二）辨证

		实证		虚证	
		肝郁脾虚	气血两虚	中气下陷	脾肾阳虚
症状	主症	腹胀、胃痛、恶心、嗳气、腹胀以食后加重，平卧减轻			
	兼症	精神抑郁，嗳气食少，矢气肠鸣，大便不调，口苦梦多	心悸气短，嗜睡多梦，面色萎黄，头昏乏力	四肢倦怠，身热自汗，面色㿠白，食少便溏，气短懒言	面色暗而不泽，腰酸腿软，畏寒肢冷，精神不振，大便溏泻，食少
	舌脉	舌淡红，苔薄白腻或淡黄腻，脉细弦	舌淡嫩苔薄白，脉细缓	舌淡苔薄白，脉虚大或双寸脉细弱	舌淡胖嫩苔白腻，脉沉细涩或沉迟
治法	治则	疏肝健脾	益气养血	补中益气	温补脾肾
	取经	足阳明、足厥阴经穴为主	足阳明、任脉、经穴为主	足阳明、督脉经穴为主	足阳明、足少阴经穴为主

（三）治疗

【取穴】

主穴	配　穴	
	分型	取穴
胃俞、中脘、天枢、气海、足三里、神阙	肝郁脾虚	肝俞、脾俞、太冲
	气血两虚	脾俞、血海
	中气下陷	百会
	脾肾阳虚	脾俞、肾俞、命门

【方法】

（1）针刺后拔罐法：先用毫针作轻刺激，针后拔罐，留罐15～20分钟。每日或隔日1次，10次为1个疗程。

（2）针灸拔罐法：先用毫针刺入，针后拔罐，留罐15～20分钟，起罐后，用艾条灸治之。每日或隔日1次，10次为1个疗程。

（3）单纯拔罐法：留罐15～20分钟。2～3日1次，10为1个疗程。

（4）刺络拔罐法：先用三棱针点刺穴位，然后拔罐，留罐20分钟。每日1次，10次为1个疗程。

（5）药罐法：常用方药为党参、黄芪各30g，柴胡、白术、升麻各15g。水煎药液。用药水煮竹罐，或用玻璃罐贮药液拔罐，留罐20分钟。每日1次。

（四）医案

曲某某，女，38岁。食后腹胀，有下坠感2年，经常胃脘部疼痛，嗳气，纳食不佳，神疲肢倦，大便溏薄，舌质淡，脉沉缓无力。X线钡剂造影示：胃小弯切迹在髂嵴联线下3.5cm。诊断为胃下垂。治疗取脾俞、胃俞、中脘、气海、胃上穴、足三里，每次选穴3～4个，施以针刺后拔罐20分钟，日1次，治疗5次后，上症均有缓解，继续治疗15次后，诸症皆除，后改为3天治疗1次，以巩固疗效，1年后随访，未见复发。

按 胃下垂是由于胃膈韧带、肝胃韧带等支持韧带及腹肌松弛无力，不能使胃固托于原来的位置而引起的内脏下垂疾患。中医学认为，该病多因长期饮食不节、七情内伤、劳累过度等导致脾胃虚弱、中气不足、阳气不举、无力升举胃体而发病。气海有壮阳益气之功，为治气虚下陷、壮阳的要穴；脾俞补脾助运，中脘配胃俞属俞募配穴可疏通胃气以升清降浊，胃上穴补中益气、和胃止痛，足三里和中调胃扶正，又为强壮穴之一。又通过罐内负压对局部穴位的刺激，牵拉了神经、肌肉、血管以及皮下腺体，从而引起一系列的反应，达到调理脏腑的作用。[高渌纹.实用中医拔罐学（增订本）.北京：学苑出版社，2000：76]

（五）注意事项

（1）本病要坚持治疗，加强锻炼，适当锻炼腹肌。

（2）饮食要有规律，少食多餐，加强营养，餐后平躺 30 分钟，不做运动，特别是远行、跑步、跳跃。可配合服用益气健脾、升提中气的中药。

二十一、呕吐

呕吐是指胃气上逆，胃内容物从口中吐出而言。有物有声为呕，有物无声为吐，无物有声为干呕。因呕与吐常同时出现，故并称为"呕吐"。常见于西医学的急性胃炎、幽门痉挛（或梗阻）、胃黏膜脱垂症、十二指肠壅积症、胃神经官能症、胆囊炎、胰腺炎等病。

（一）病因病机

病因：虚者因胃腑自虚，胃失和降。实者因外邪、饮食、痰饮、郁气、瘀血等邪气犯胃，胃气上逆。

病机：胃失和降，胃气上逆。

病位：病变部位在胃，还与脾、肝有关。

病性：实证居多，虚实夹杂。

（二）辨证

		实证				虚证	
		外邪犯胃	饮食停滞	肝气犯胃	痰饮内停	脾胃虚弱	胃阴不足
症状	主症	呕吐，或脘腹胀满，或嗳气吞酸，或脘痞纳呆				呕吐，呕而无力，呕量不多或时作干呕	
	兼症	伴有发热恶寒、头身疼痛等表证	因暴饮暴食或饮食不洁而呕吐酸腐，脘腹胀满，吐后反快	每因情志不畅而呕吐或吐甚，嗳气吞酸，胸胁胀满	呕吐清水痰涎，脘痞纳呆，眩晕心悸	素来脾虚胃弱，饮食稍有不慎即发呕吐，时作时止，呕而无力，面色无华，少气懒言，纳呆便溏	呕吐反复发作，呕量不多或时作干呕，饥不欲食，咽干口燥

		实证				虚证	
		外邪犯胃	饮食停滞	肝气犯胃	痰饮内停	脾胃虚弱	胃阴不足
症状	舌脉	舌苔白，脉濡缓	苔厚腻，脉滑实	舌红苔黄，脉弦	苔白滑或白腻，脉滑	舌淡、苔薄，脉弱	舌红少津，脉细数
治法	治则	驱邪平胃	消食化积	疏肝理气，和胃止呕	化痰止呕	补益脾胃	养阴益胃止呕
	取经	足阳明、手厥阴、足太阳，督脉、手少阳经为主	足阳明、手厥阴、足太阳经为主	足阳明、手厥阴、足太阳、足厥阴经为主	足阳明、手厥阴、足太阳、足太阴经为主	足阳明、手厥阴、足太阳、足太阴经为主	足阳明、手厥阴、足太阴经为主

（三）治疗

【取穴】

主穴	配 穴	
	分型	取穴
胃俞、中脘、足三里、肝俞	外邪犯胃	外关、大椎
	饮食停滞	梁门、天枢
	肝气犯胃	太冲、期门
	痰饮内停	丰隆、公孙
	脾胃虚弱	脾俞、公孙
	胃阴不足	脾俞、三阴交

【方法】

（1）单纯拔罐法：留罐10~15分钟，每日或隔日1次。

（2）针刺后拔罐法：先用毫针刺入，出针后留罐10~15分钟，每日或隔日1次。

（3）药罐法：常用煮罐方药为曼陀罗、白芍、延胡索、桂枝各15g，生姜30g。煮成浓度约为30%的药液20~40ml。煮罐（竹罐）约3~5分钟。依法将罐吸拔在应拔部位上，留罐20~40分钟，每日1次。

（4）刺络拔罐法：先用三棱针点刺，以微出血为度，然后拔罐，留罐10~15分钟。每日或隔日1次。

（5）灸罐法：先拔火罐，留罐10~15分钟，起罐后，再在各穴艾灸。每日1次。

（四）注意事项

本病在治疗期间饮食宜清淡，忌暴饮暴食，少食肥甘厚味、生冷辛辣食物，以免戕害胃气。注意休息，保持心情舒畅。

二十二、呃逆

呃逆，古称"哕"，又称"哕逆"。是因气逆动膈，致喉间呃呃有声，声短而频，不能自控的病证。相当于西医学的膈肌痉挛。

（一）病因病机

病因：饮食不当、情志不舒、正气亏虚。

病机：胃失和降，胃气上逆动膈。

病位：膈，与胃、三焦、肾密切相关。

病性：实证多见，兼有虚证，虚实夹杂。

（二）辨证

		实证			虚证	
		胃寒积滞	胃火上逆	肝郁气滞	脾胃阳虚	胃阴不足
症状	主症	呃逆，或呃声沉缓有力，或呃声洪亮有力，或呃声连连			呃声低微无力	
	兼症	呃逆常因感寒或饮冷而发作，呃声沉缓有力，遇寒则重，得热则减	呃声有力，冲逆而出，口臭烦渴，喜冷饮，尿赤便秘	呃逆常因情志不畅而诱发或加重，胸胁胀满	气不得续，脘腹不适，喜暖喜按，身倦食少，四肢不温	呃声短促而不得续，口干咽燥，饥不欲食
	舌脉	苔薄白，脉迟缓	苔黄燥，脉滑数	苔薄白，脉弦	舌淡、苔薄，脉细弱	舌红、少苔，脉细数
治法	治则	温中散寒，通降腑气	和胃降逆	疏肝理气	温中散寒	养阴清热，降逆止呃
	取经	足太阳、手厥阴、足阳明经为主	足太阳、手厥阴、足阳明经为主	足太阳、手厥阴、足阳明、足厥阴经为主	足太阳、手厥阴、足阳明、任脉为主	足太阳、手厥阴、足阳明经为主

（三）治疗

【取穴】

主穴	配穴	
	分型	取穴
膈俞、膻中、中脘、关元、足三里	胃寒积滞	上脘、脾俞、胃俞
	胃火上逆	巨阙
	肝郁气滞	太冲、肝俞
	脾胃阳虚	脾俞、肾俞、天突
	胃阴不足	胃俞、三阴交

【方法】

（1）刺络拔罐法：先用三棱针点刺各穴，然后用闪火法将罐吸拔在点刺的穴位上，留罐5分钟，每日1~2次。

（2）单纯拔罐法：留罐10分钟，每日1次。

（3）灸罐法：在拔罐前后用小艾炷各灸7壮。留罐10~15分钟。每日1次。

（4）药罐法：常用方药为制半夏、川厚朴、刀豆壳、高良姜各15g，丁香9g，代赭石30g。水煎沸30分钟后，取药汁煮竹罐3~5分钟，速夹出竹罐，甩干拭净罐口，立即扣于应拔部位，留罐10~i5分钟。1日1次，中病即止。

（四）医案

张某，男，35岁。呃逆1个月。因恣食生冷瓜果而起病，间断发病，起居及饮食不适即诱发或加重，曾服用理气降逆化痰中药、针灸及谷维素、维生素B₁、维生素B₁₂未见明显好转。呃逆频作，呃声低沉，面色苍白，神疲体倦，舌淡边有齿痕苔白腻，脉沉弦而细。属寒湿中阻，胃气上逆。取内关（双）、足三里（双）、中脘、膈俞（双）、太冲（双），平补平泻，留针30分钟。同时中脘和膈俞加拔火罐。治疗4次后痊愈，1个月后随访无复发。

按 呃逆常因过食生冷、辛辣、或劳累过度，耗伤中气，或情志不舒、恼怒，肝火犯胃、胃气上逆所致。治当宽胸理气，和胃降逆。内关具有镇静止呕、和胃降逆之效。足三里有调理脾胃、扶正培元、通经活络作用。研究证实针刺足三里、内关对改善胃肠蠕动有较佳作用，有调气降逆功效。中脘为手太阳、少阳、足阳明、任脉之会，位于胸膈位置，能缓解膈肌痉挛。膈俞穴内应膈膜，有利膈降逆、宽胸顺气之效。膻中穴为理气的要穴可理气宽胸。《行针指要歌》说："或针气，膻中一穴分明记。"可见膻中穴调气理气的功效较强。太冲为足厥阴肝经的原穴，有平肝镇惊、泄热理血之效。另外，呃逆多因各种病变造成膈肌痉挛性收缩所致。火罐可借热力和负压缓解、消除肌肉僵硬，扩张末梢血管循环，对肌梭感受器有直接抑制作用，可恢复大脑皮层对运动的控制。[针罐并用治疗呃逆20例. 实用中医药杂志，2010，26（3）]

（五）注意事项

（1）注意日常饮食，不暴饮暴食，少食生冷食物。注意胃部保暖，心情调和。

（2）本病在治疗时，如患者突然出现持续不断的呃逆，预示病情危重并趋向恶化。老年人、冠心病患者，无任何明显诱发因素，突然出现连续的呃逆，应警惕可能有心肌梗死发生，均不宜做拔罐治疗。

二十三、腹痛

腹痛是指胃脘以下、耻骨联合以上部位发生的以疼痛为主要表现的病症。

（一）病因病机

病因：感受外邪、饮食不当、情志不舒。

病机：脏腑气机不利，经脉阻滞或失养。

病位：与脾、胃、肝、胆、大小肠、膀胱、肾、三焦有关。

病性：寒、热、虚、实，或寒热并见，或虚实夹杂。

（二）辨证

		实证			虚证
		饮食停滞	肝郁气滞	寒邪内阻	脾阳不振
症状	主症	腹痛，或拒按，或痛则欲便			腹痛隐隐，时作时止
	兼症	暴饮暴食后脘腹胀痛、嗳腐吞酸，恶食，得吐泻后痛减	侧腹胀痛，痛则欲便，便后痛缓，喜叹息，得嗳气或矢气则减，遇恼怒则剧	多因感寒饮冷突发腹部拘急剧痛，得温痛减，遇寒更甚	喜温喜按，每食生冷或饥饿，劳累后加重，进食及休息后痛减

		实证			虚证
		饮食停滞	肝郁气滞	寒邪内阻	脾阳不振
症状	舌脉	舌苔厚腻，脉滑	苔薄白，脉弦	苔白，脉沉紧	舌淡、苔薄，脉沉细
治法	治则	消食化积	调气化滞	温中散寒	补益脾阳
	取经	足阳明经、任脉为主	任脉、足阳明、足厥阴经为主	足阳明经、任脉为主	任脉、足阳明、足太阳经为主

（三）治疗

【取穴】

主穴	配　穴	
	分型	取穴
神阙、气海、中脘、内关	饮食停滞	建里、内庭
	肝郁气滞	太冲
	寒邪内阻	关元、足三里
	脾阳不振	脾俞、胃俞、关元

【方法】

（1）单纯拔罐法：留罐15～20分钟。每日1次。

（2）刺络拔罐法：先用三棱针点刺穴位，然后拔罐，留罐15～20分钟。每日1次。

（3）拔罐加敷脐法：先拔罐，起罐后，将方药（胡椒粉1.5～2g或干姜、木香各等份），共研细末，每取1.5～2g填脐，用胶布固定，每日换药1次。

（4）灸罐法：拔罐后，取食盐铺匀于脐眼，厚约0.3cm，直径2～3cm，再上置艾炷1壮，进行隔盐灸（注意不要烫伤）。

（5）针刺后拔罐法：先用毫针刺入，出针后留罐20分钟。隔日1次。

（四）医案

连某某，男，37岁，因恶心、呕吐、腹痛、腹泻2小时于2004年11月21日凌晨3时来诊，诊断为"急性胃肠炎"。给予消炎、解痉治疗，效果欠佳。因病人拒绝住院，遂于8时许邀针灸科协助治疗，治疗方法：取穴"脐四边"（以脐为中心，上、下、左、右各1寸处）。操作方法："脐四边"穴常规消毒，用三棱针点刺后，即用自备口径适当火罐以闪火法一罐四穴，留罐 10 分钟；配穴取毫针针刺，用泻法，留针 40 分钟。即用上述方法治疗。半小时后诸症消失，1 小时后病愈离院。

按 "脐四边"穴位于脐的周边。脐为先天之结蒂，又是后天之气舍，位于中下焦之间；脐下为肾间动气之处，乃十二经之根，元气之所系，生气之源，五脏六腑之本。急性腹痛，病机为多种原因所致气血凝滞、聚积不行、血运不畅、经络不通，不通则痛。刺络拔罐具有活血化瘀，疏通经络，软坚散结之功效。现代研究发现，放血可刺激血运循环，加速新陈代谢，同时配合针刺可以调节机体的免疫能力，改善代谢，从而达到标本兼治的目的。["脐四边"刺络拔罐治疗急性腹痛 90 例. 中医外治杂志，2006，15（1）]

（五）注意事项

（1）拔罐对腹痛有较好的疗效。但对于剧烈疼痛要注意，特别是伴有面色苍白、大汗淋漓、四肢发冷等症状，要考虑胃穿孔、腹膜炎、宫外孕的可能，应立即就医治疗。

（2）注意日常的饮食起居，不暴饮暴食，注意腹部保暖。

二十四、泄泻

泄泻是以大便次数增多、便质清稀甚至如水样为主要特征的病症。常见于西医学的急、慢性肠炎、肠结核、肠易激综合征、慢性非特异性溃疡性结肠炎等疾病中。

（一）病因病机

病因：感受外邪、内伤饮食、情志不调、禀赋不足。

病机：脾失健运，湿邪困脾。

病位：肠，与肝、肾关系密切。

病性：早期以实证为主，日久则以虚实夹杂证多见。

（二）辨证

		实证				虚证	
		寒湿困脾	肠腑湿热	食滞胃肠	肝郁气滞	脾气虚弱	肾阳亏虚
症状	主症	大便次数增加、便质清稀甚至如水样或完谷不化					

续 表

		实证				虚证	
		寒湿困脾	肠腑湿热	食滞胃肠	肝郁气滞	脾气虚弱	肾阳亏虚
症状	兼症	腹痛肠鸣，泻后痛减，得热则舒，恶寒食少	腹痛即泻，泻下急迫，大便黄褐臭秽，肛门灼热，腹痛拒按，泻后痛减	腹满胀痛，拒按，泻后痛减，大便臭如败卵，纳呆，嗳腐吞酸	泄泻、腹痛、肠鸣每因情志不畅而发	大便溏薄夹有不消化食物，稍进油腻饮食则便次增多，腹部隐痛喜按，神疲乏力	晨起泄泻，夹有不消化食物，脐腹冷痛，喜暖喜按，形寒肢冷，面色㿠白
	舌脉	苔白滑，脉濡缓	舌红苔黄腻，脉濡数	苔垢或厚腻，脉滑	舌红苔薄白滑，脉弦	舌淡苔薄白，脉细	舌胖而淡苔白，脉沉细
治法	治则	健脾化湿	清热利湿	消食导滞	疏肝理气	健脾益气	温肾固本
	取经	足阳明胃经、足太阴脾经为主	足阳明胃经、手阳明大肠经为主	足阳明胃经、任脉为主	足阳明胃经、足厥阴肝经为主	足阳明胃经、足太阳膀胱经为主	足阳明胃、任脉、督脉、足太阳膀胱经为主

（三）治疗

【取穴】

主穴	配 穴	
	分型	取穴
神阙、天枢、大肠俞、上巨虚、三阴交	寒湿困脾	脾俞、阴陵泉
	肠腑湿热	合谷、下巨虚
	食滞胃扬	中脘、建里
	肝郁气滞	期门、太冲
	脾气虚弱	脾俞、足三里
	肾阳亏虚	肾俞、命门、关元

【方法】

（1）单纯拔罐法：留罐 15~20 分钟，每日 1 次。

（2）刺络拔罐法：先用三棱针点刺，然后拔罐，留罐 15 分钟。每日 1 次，中病即止。

（3）针灸后拔罐法：先针后加灸 20 分钟，然后拔罐 15 分钟。隔日 1 次，5 次为 1 个疗程。

（4）针刺后拔罐法：先用毫针刺入，出针后拔罐，留罐 10~15 分钟，隔日 1 次。

（5）灸罐法：先用拔火罐，留罐 15~20 分钟。起罐后，用艾条灸之。每日 1 次，至愈为止。

（四）医案

患者，女，42 岁。患者因吃生冷不洁食物，腹痛泄泻不止，面色不华。证属外邪湿滞，取脐周穴：双侧天枢、下脘、气海、神阙，加足三里，留罐 15 分钟。第 2 天复诊时泄泻次数减少，腹痛有所缓解，治疗仍按前日取穴加大肠俞，连续治疗 3 次，身体恢复正常。

按 中医学认为本病的发生主要与饮食不节，损伤脾胃，或脾胃素虚，运化失常，清浊不分，而至下泄。取大肠募穴天枢配下脘，可调整三焦水道，升清降浊；气海配神阙，可温补元阳，健运脾胃；加胃之合穴足三里以健理脾胃，消胀止痛；以达到除湿导滞，调理肠胃之功。[脐周穴拔罐治疗泄泻. 中国民间疗法，2009，17（3）]

（五）注意事项

（1）注意饮食卫生，少食生、冷、辛辣、肥甘厚腻之品。

（2）注意腹部保暖，养成饭前便后洗手的习惯。

（3）若患者因腹泻频繁而出现脱水现象者，应适当配合输液治疗。

二十五、痢疾

痢疾是以剧烈腹痛、腹泻、下痢赤白脓血、里急后重为主要特征。多发于夏秋季节。相当于西医学的细菌性痢疾、阿米巴痢疾。

（一）病因病机

病因：外感时疫邪毒、内为饮食所伤。

病机：寒湿、湿热、积滞、疫毒等壅塞肠中，气血与之搏结凝滞，肠道传化失司，脉络受伤，腐败化为脓血。

病位：肠。

病性：实证为主，兼有虚证。

（二）辨证

		实证			虚证	
		寒湿痢	湿热痢	疫毒痢	噤口痢	休息痢
症状	主症	剧烈腹痛、腹泻、下痢赤白脓血、里急后重			下痢时发时止，日久不愈	
	兼症	白多赤少或纯为白冻，脘腹胀满，头身困重	赤多白少，肛门灼热疼痛，小便短赤	痢下鲜紫脓血，壮热，口渴，头痛，甚至神昏痉厥，躁动不安	恶心呕吐，不能进食	常因饮食不慎、受凉、劳累而发，发则大便次数增多，便中带有赤白黏冻，或伴有脱肛
	舌脉	苔白腻，脉濡缓	苔黄腻，脉滑数	舌质红绛，苔黄燥，脉滑数	苔腻，脉滑	舌淡苔腻，脉细
治法	治则	温化寒湿	清热利湿	泻热解毒	降逆止呕	健脾理肠
	取经	足太阴、足阳明、任脉为主	足太阴、足阳明、手阳明经为主	足阳明经、督脉、任脉为主		任脉、足阳明、足太阳经为主

（三）治疗

【取穴】

主穴	配 穴	
	分型	取穴
天枢、足三里、阴陵泉、大肠俞、水分	寒湿痢	中脘、气海
	湿热痢	曲池、上巨虚
	疫毒痢	委中、十二井穴
	噤口痢	内关、中脘
	休息痢	脾俞、胃俞

【方法】

（1）单纯拔罐法：留罐 15～20 分钟，每日或隔日 1 次。

（2）刺络拔罐法：先用三棱针点刺，以微出血为度。然后拔罐，留罐 15～20 分钟，每日或隔日 1 次。

（3）针刺后拔罐法：先用毫针刺入，出针后拔罐，留罐 15～20 分钟，每日或隔日 1 次。

（4）灸罐法：先拔火罐，留罐 15～20 分钟，起罐后，施以温灸法。每日或隔日 1 次。

（5）留针拔罐法：先用毫针刺入，然后用闪火法将罐吸拔于针刺部位，留罐 15～20 分钟。每日 1 次。

（四）注意事项

（1）拔罐疗法对于慢性及轻型痢疾有较好的疗效。

（2）注意日常饮食卫生，忌食生冷，多饮水，注意休息。

（3）重症和急性痢疾，要采取中西医结合的方法治疗，以免贻误病情。

二十六、便秘

便秘是指大便秘结，排便周期或时间延长，或虽有便意但排便困难的病症。可见于多种急、慢性疾病中。如西医学的功能性便秘、肠道易激综合征、直肠及肛门疾病所致便秘、药物性便秘、内分泌及代谢性疾病的便秘，以及肌力减退所致的便秘。

（一）病因病机

病因：外感寒热之邪、内伤饮食情志、阴阳气血不足。

病机：肠腑壅塞或肠失温润，大肠传导不利。

病位：肠，与脾、胃、肺、肝、肾等功能失调均有关联。

病性：实证为主，兼有虚证。

（二）辨证

		实证			虚证
		热秘	气秘	冷秘	虚秘
症状	主症	排便困难			虽有便意但排便不畅，或数日不便但腹无所苦
	兼症	腹胀腹痛，面红身热，口干口臭，小便短赤	腹痛连及两胁，得矢气或便后则舒，嗳气频作或喜叹息	腹部拘急冷痛，拒按，手足不温	临厕努挣乏力，心悸气短，面色无华
	舌脉	舌红、苔黄燥，脉滑数	苔薄腻，脉弦	苔白腻，脉弦紧或沉迟	舌质淡，脉细弱
治法	治则	清泻腑热通便	疏调气机通便	通阳散寒通便	健运脾气通便
	取经	足阳明、足太阳、手太阴、手阳明经为主	足阳明、足太阳、足厥阴经为主	任脉、足阳明、足太阳经为主	任脉、足太阳经为主

（三）治疗

【取穴】

主穴	配　穴	
	分型	取穴
天枢、大横、大肠俞、气海	热秘	曲池、丰隆、支沟
	气秘	次髎、中脘、足三里
	冷秘	关元、中脘、丰隆
	虚秘	关元、次髎

【方法】

（1）留针拔罐法：先用毫针刺各穴，待得气后用闪火法将罐吸拔在针刺部位，留罐 10～15 分钟，每日 1 次。

（2）灸罐法：先用艾条悬灸各穴 20～30 分钟，然后拔罐，留罐 10～20 分钟，每日 1 次。

（3）按摩拔罐法：先按摩 10 分钟，然后拔罐 15～20 分钟。每日 1 次。

（4）针刺后拔罐法：先用针刺，出针后拔罐，留罐 15～20 分钟，每日 1 次。

（5）单纯拔罐法：留罐 10～15 分钟，每日 1 次。

（四）医案

陈某，女，49 岁。山东潍坊人。大便秘结 3 年，4 至 5 日一行，粪质干硬，排出困难，伴有腹胀、嗳气、不思饮食、头晕等症。选一侧大肠俞作为点刺部位，常规消毒后，在大肠俞用三棱针垂直点刺 0.5 寸，另取大号火罐 1 个，在出血部位行拔罐放血治疗。5 分钟后可吸出血 2～3ml，除去火罐，每周治疗 1～2 次。同时，以大肠、直肠下段、便秘点（耳部三焦窝内，坐骨与交感连线作底边，作一等边三角形，顶点处即是）、皮质下、交感、三焦为主；用 75% 酒精棉球消毒后，用小胶布粘住王不留行子，贴耳穴最敏感处，每穴按压约 1 分钟，并嘱患者每日自行按压 4～5 次，耳廓有胀、痛、热感为宜；每 3 日换贴 1 次，双耳交替，注意对胶布过敏者应采用脱敏胶布。上述两法配合应用治疗两周后，排便基本正常，大便 2 至 3 日一行，排便困难症状明显缓解，后又继续治疗半月，大便 1 至 2 日一行，排便正常，腹胀消失。

按 大肠俞点刺拔罐可以调畅胃肠和脏腑气机。耳穴为人体综脉所聚，体内外疾病均有反映。现代研究表明，耳穴中的三焦、直肠、直肠下段具有较好的调整胃肠、内分泌及全身代谢的作用。"便秘点"是治疗便秘的经验效穴，具有疏导肠胃气机，通导大便的作用。诸穴合用，使疏泄有常，升降有序，腑气通降，大便得行。[大肠俞放血拔罐配合耳穴贴压治疗便秘1例.吉林中医药，2010，30（11）]

（五）注意事项

（1）本法对便秘有明显的效果，治疗期间不可滥用泻下药。日常生活中要注意合理膳食，应多食蔬菜、水果，养成排便定时的习惯。

（2）经常进行一些科学锻炼，常做收腹和提肛练习，增强肠蠕动功能。

二十七、水肿

水肿是指体内水液潴留、泛溢肌肤而以头面、眼睑、四肢、腹背甚至全身浮肿为临床特征的一类病证。常见于西医学的急、慢性肾炎、慢性充血性心力衰竭、肝硬化、贫血、内分泌失调以及营养障碍等疾病所出现的水肿。

（一）病因病机

病因：外感风寒湿热之邪，水湿浸渍，湿毒浸淫，湿热内盛，饮食劳倦，肾气虚衰。

病机：肺失宣降，脾失转输，肾失开合，膀胱气化失常，导致体内水液潴留，泛滥肌肤。

病位：在肺、脾、肾三脏，与心有密切关系。

病性：阳水为实，阴水为虚，虚实在一定条件下可以相互转化。

（二）辨证

		实证				虚证	
		风水泛滥	湿毒浸淫	水湿浸渍	湿热壅盛	脾阳虚衰	肾阳衰微
症状	主症	浮肿起于眼睑，继则四肢及全身皆肿，甚者眼睑浮肿，眼合不能开，来势迅速	身发疮痍，甚则溃烂	全身水肿，按之没指	遍体浮肿，皮肤绷急光亮	身肿，腰以下为甚，按之凹陷不易恢复	面浮身肿，腰以下为甚，按之凹陷不起

		实证				虚证	
		风水泛滥		湿毒浸淫	水湿浸渍	湿热壅盛	脾阳虚衰	肾阳衰微
症状	兼症	多有恶寒发热，肢节酸痛，小便短少等症		或咽喉红肿，或乳蛾肿大疼痛，继则眼睑浮肿，延及全身，小便不利，恶风发热	小便短少，身体困重，胸闷腹胀，纳呆，泛恶	胸脘痞闷，烦热口渴，或口苦口黏，小便短赤，或大便干结	脘腹胀闷，纳减便溏，食少，面色不华，神倦肢冷，小便短少	心悸，气促，腰部冷痛酸重，尿量减少，四肢厥冷，怯寒神疲，面色㿠白或灰滞
		偏于风热者，伴咽喉红肿疼痛，口渴	偏于风寒者，兼恶寒无汗，头痛鼻塞，咳喘					
	舌脉	舌质红，脉浮滑数	舌苔薄白，脉浮滑或浮紧。如浮肿较甚，此型亦可见沉脉	舌质红，苔薄黄，脉浮数或滑数	苔白腻，脉沉缓	舌红，苔黄腻，脉滑数或沉数	舌质淡苔白腻或白滑，脉沉缓或沉弱	舌质淡胖，苔白，脉沉细或沉迟无力
治法	治则	疏风清热，宣肺行水	疏风散寒，宣肺行水	宜肺解毒，利尿消肿	健脾化湿，通阳利水	分利湿热	温阳健脾，化气利水	温肾助阳，化气行水
	取经	足太阳、手太阴经为主	足太阳、手太阴经为主	足太阳、手太阴经为主	足太阳、足太阴经为主	足太阳、足阳明经穴为主	足太阳、足太阴经为主	任脉、足太阳经为主

（三）治疗

【取穴】

主穴	配 穴	
	分型	取穴
肾俞、三焦俞、大肠俞、京门、阴陵泉、关元	风水泛滥	风门、肺俞、外关
	湿毒浸淫	曲池、血海、水分
	水湿浸渍	脾俞、足三里、三阴交
	湿热壅盛	大椎、曲池、三阴交
	脾阳虚衰	脾俞、中脘、足三里
	肾阳衰微	肾俞、气海、命门

【方法】

（1）刺络拔罐法：先用三棱针点刺微出血后，急用闪火法将罐吸拔在点刺穴位上，留罐 5～10 分钟，每日 1 次。

（2）单纯拔罐法：留罐 10～15 分钟，每日 1 次，10 次为 1 个疗程。

（3）留针拔罐法：先用毫针刺入，然后用闪火法将罐吸拔于针刺部位，留罐 20～30 分钟。每日或隔日 1 次，10 次为 1 个疗程。

（4）针刺后拔罐法：先用毫针作中强度刺激，出针后拔罐，留罐 15～20 分钟。隔日 1 次，5 次为 1 个疗程。

（5）梅花针叩刺后拔罐法：先用梅花针在应拔部位反复轻轻叩刺后，然后拔罐，留罐 15～20 分钟。每日或隔日 1 次，10 次为 1 个疗程。

（6）走罐法：患者俯卧，充分暴露背部，涂以凡士林作为润滑液，然后用闪火法将罐吸拔于穴位上，然后沿脊柱两侧推拉，至皮肤潮红为度。每日或隔日 1 次，10 次为 1 个疗程。

（四）医案

殷某，女，50 岁，1998 年 7 月初诊。自诉 1996 年发现左上肢无名水肿，经中西医治疗无效，诊见左上肢自肘关节至手指有明显水肿。治疗取八邪、外关，常规消毒，均用泻法，留针 15 分钟，然后用梅花针加罐治疗，治疗 2 次后水肿明显消失，1 疗程后痊愈。随访 1 年无复发。

按 水肿又名水气，本病多由风邪外袭，湿毒浸淫或肌肤疮疖，热毒内陷，饮食不节所致。针刺八邪治疗手背肿痛，疏风利水；外关清热解毒，使在表的风湿得从汗解。梅花针加罐，能温经散寒，化湿通络，利用罐之吸力，将湿寒之气吸出，气行而水散。[针刺合梅花针加拔罐治疗无名水肿 15 例. 中国民间疗法，2000，8（1）]

（五）注意事项

（1）本病要坚持治疗，注意休息，加强身体锻炼，以提高机体免疫力。慎防感冒，避免劳倦，节制房事。

（2）水肿初期应吃无盐饮食，肿势渐退后（约 3 个月）可进少盐饮食，待病情好转后逐渐增加食盐量。

二十八、癃闭

癃闭是由于肾和膀胱气化失司导致的以排尿困难，全日总尿量明显减少，小便点滴而出，甚则闭塞不通为临床特征的一种病证。

其中以小便不利，点滴而短少，病势较缓者称为"癃"；以小便闭塞，点滴全无，病热较急者称为"闭"。癃和闭虽有区别，但都是指排尿困难，只是轻重程度上的不同，因此多合称为癃闭。多见于老年男性、产后妇女及手术后患者。相当于西医学的尿潴留。

（一）**病因病机**

病因：湿热下注、肺热壅盛、肝郁气滞、尿路阻塞、脾气不升、肾气亏虚。

病机：膀胱气化不利。

病位：膀胱。

病性：实证、虚证都有。起病急骤，病程较短者，多实；起病较缓，病程较长者，多虚。

（二）**辨证**

		实证				虚证	
		湿热下注	肺热壅盛	肝郁气滞	瘀浊闭阻	脾气不升	肾气亏虚
症状	主症	小便点滴不通，或量少而短赤灼热	全日总尿量极少或点滴不通，咽干，烦渴欲饮	小便不通，或通而不爽，胁腹胀满	小便点滴而下，或尿细如线，甚则阻塞不通	时欲小便而不得出，或量少而不爽利	小便不通或点滴不爽，排出无力
	兼症	小腹胀满，口苦口黏，或口渴不欲饮，或大便不畅	呼吸急促或咳嗽	情志抑郁，或多烦易怒	小腹胀满疼痛	气短，语声低微，小腹坠胀，精神疲乏，食欲不振	面色㿠白，神气怯弱，畏寒怕冷，腰膝冷而酸软无力
	舌脉	苔根黄腻，舌质红，脉数	苔薄黄，脉数	舌红，苔薄黄，脉弦	舌质紫暗或有瘀点，脉细涩	舌质淡，脉弱	舌淡，苔薄白，脉沉细而弱
治法	治则	清热利湿，通利小便	清肺热，利水道	疏利气机，通利小便	行瘀散结，通利水道	益气健脾，升清降浊，化气利尿	温补肾阳，化气利尿
	取经	任脉、足太阳经为主	足太阳、手太阴经为主	足太阳、足厥阴经为主	足太阳、足太阴经为主	足太阳、足太阴经为主	足太阳、足少阴经为主

（三）治疗

【取穴】

主穴	配穴	
	分型	取穴
	湿热下注	关元、秩边、三阴交
	肺热壅盛	肺俞、曲池
中极、水道、关元、涌泉、次髎	肝郁气滞	太冲、支沟
	瘀浊闭阻	血海、膈俞
	脾气不升	脾俞、足三里
	肾气亏虚	气海、肾俞、太溪

【方法】

（1）针刺后拔罐法：先用毫针刺入，出针后拔罐，留罐15～20分钟。每日或隔日1次。

（2）刺络拔罐法：先用三棱针点刺，然后拔罐，留罐15～20分钟。每日或隔日1次。

（3）灸罐法：先拔罐，留罐15～20分钟。起罐后，用温灸。每日或隔日1次。

（4）单纯拔罐法：留罐15～20分钟，每日1次。

（5）针灸拔罐法：先用毫针刺入作轻刺激，针后拔罐，留罐15～20分钟。起罐后，再用艾条灸治之。每日1次。

（四）医案

宁某，女，25岁，于98年11月14日7时行剖宫产术，术后取下尿管12小时尚未排尿，患者自觉小腹憋胀，由于伤口疼痛，不敢用力，小便难以解出。曾以热敷尿道口，听流水声诱导排尿未果。检查：子宫底位于脐上二横指，膀胱充盈，压痛（＋）；面色无华，少气懒言，舌质淡，苔少，脉缓弱，辨证为气虚。治疗方法：患者取仰卧位，常规消毒三阴交，阴陵泉，中极。手法以平补平泻为主，留针20分钟，然后于神阙穴施行"闪罐法"，3～4次后，留罐10分钟。用以上方法治疗结束后20分钟自行排尿，尿量为1000ml左右，排尿通畅。

按 三阴交为足太阴脾经、足厥阴肝经、足少阴肾经之会穴，具有分利水湿之功，阴陵泉具有健脾利水，通利三焦的作用；中极为膀胱经募穴，具有温补下焦元气，鼓舞膀胱气化而达到启闭通尿的功效；神阙穴属任脉，有温补元气，健运脾胃，复苏固脱之功效，尤其能振奋肾阳，开窍以助膀胱蒸水化气。拔罐法，可使局部经脉经穴扩张，使经络通畅。诸法配合可消胀止痛，通调水道。[针灸配合罐法治疗产后及术后尿潴留疗效观察．针灸临床杂志，2000，16（9）]

（五）注意事项

（1）在治疗的同时要积极查治治疗引发本病的其他病证。

（2）适当锻炼，以增强体质。

（3）癃闭患者往往伴有精神紧张，在治疗的同时，应解除精神紧张，反复作腹肌收缩、松弛的交替锻炼。

二十九、淋证

淋证是以小便频急、淋沥不尽、尿道涩痛、小腹拘急或痛引腰腹为主要特征的病症。常见于西医学的急性尿路感染、结石、结核、肿瘤和急、慢性前列腺炎、膀胱炎、乳糜尿等。中医学历代对淋证分类有所不同，根据症状和病因病机，一般分为热淋、石淋、血淋、气淋（肝郁气滞）、膏淋（湿热下注）和劳淋六种类型。

（一）病因病机

病因：膀胱湿热；肝郁气滞；脾肾亏虚。

病机：肾虚，膀胱湿热，气化失司。

病位：肾与膀胱，且与肝脾有关。

病性：有虚有实，初病多实，久病多虚，初病体弱及久病患者，亦可虚实并见。

（二）辨证

		实证				虚证	
		热淋	石淋	气淋	血淋	膏淋	劳淋
症状	主症	小便频急短涩，尿道灼热刺痛，尿色黄赤，少腹拘急胀痛	尿中夹砂石，小便艰涩，或排尿时突然中断，尿道窘迫疼痛	小便涩痛，淋沥不畅	小便热涩刺痛，尿色深红	小便浑浊如米泔水，置之沉淀如絮状，上有浮油如脂	小便不甚赤涩，但淋沥不已，时作时止，遇劳即发

		实证				虚证	
		热淋	石淋	气淋	血淋	膏淋	劳淋
症状	兼症	或有寒热，口苦，呕恶，或腰痛拒按，或有大便秘结	少腹拘急，或腰腹绞痛难忍，痛引少腹，连及外阴，尿中带血	小腹胀满疼痛	或夹有血块，疼痛满急加剧，或见心烦	或夹有凝块，或混有血液，尿道热涩疼痛	腰酸膝软，神疲乏力
	舌脉	苔黄腻，脉滑数	舌红，苔薄黄	苔薄白，脉多沉弦	舌苔黄，脉滑数	舌红，苔黄腻，脉濡数	舌淡，苔薄白，脉沉细而弱
治法	治则	清热解毒，利湿通淋	清热利尿，通淋排石	疏利气机，通淋	清热通淋，凉血止血	清热利湿，分清泄浊	健脾益肾
	取经	足太阳、足厥阴经为主	足太阳、足太阴经为主	足太阳、足厥阴经为主	足太阳、足太阴经为主	足太阳、足太阴经为主	足太阳、足少阴经为主

（三）治疗

【取穴】

主穴	配穴	
	分型	取穴
次髎、肾俞、膀胱俞、三焦俞、中极、三阴交	热淋	行间
	石淋	秩边、水道
	气淋	肝俞、太冲
	血淋	血海、膈俞
	膏淋	气海、足三里
	劳淋	脾俞、关元、足三里

【方法】

（1）单纯拔罐法：留罐15~20分钟。每日1次，10次为1个疗程。

（2）刺络拔罐法：先用三棱针点刺，然后拔罐，留罐15~20分钟。每日1次，10次为1个疗程。

（3）针刺后拔罐法：先用毫针刺入，出针后留罐15~20分钟。每日或隔日1次，10次为1个疗程。

（4）针灸罐法：先用毫针作轻刺激，出针后拔罐，留罐10~15分钟。起罐后，以艾条灸治之。每日1次，10次为1个疗程。

（5）梅花针叩刺后拔罐法：先用梅花针叩刺，然后拔罐，留罐15～20分钟。每日1次，10次为1个疗程。

（四）注意事项

（1）拔罐疗法对本病有一定的治疗作用。若拔罐疗法治疗不明显时，应及时采用中西医治疗等其他治疗措施。

（2）日常生活注意劳逸结合，适合的体育锻炼及合理的膳食。

三十、糖尿病

糖尿病是内分泌系统的一种常见的代谢性疾病，隶属于中医学"消渴"的范畴。以多饮、多食、多尿、消瘦、尿糖及血糖增高为特征。可分为原发性和继发性两大类。原发性又分为1型糖尿病和2型糖尿病（非胰岛素依赖型）；继发性为数不多。糖尿病的发病机制主要是由于胰岛素的绝对或相对不足，导致糖代谢的紊乱，使血糖、尿糖过高。进而又导致脂肪和蛋白质代谢的紊乱，多见于中年以后，男性略高于女性。

（一）病因病机

病因：禀赋不足、过食肥甘，情志失调，劳欲过度。

病机：阴精亏损，燥热过盛。

病位：肺、胃、肾，尤以肾为关键。

病性：虚证。阴虚为本，燥热为标。

（二）辨证

<table>
<tr><th colspan="2" rowspan="2"></th><th colspan="4">虚证</th></tr>
<tr><th>上消（肺热津伤）</th><th>中消（胃热炽盛）</th><th>下消（肾阴亏虚）</th><th>阴阳两虚</th></tr>
<tr><td rowspan="3">症状</td><td>主症</td><td>烦渴多饮</td><td>多食易饥</td><td>尿频量多，混浊如脂膏</td><td>小便频数，混浊如膏，甚至饮一溲一</td></tr>
<tr><td>兼症</td><td>口干舌燥，尿频量多</td><td>口渴，尿多，形体消瘦，大便干燥</td><td>或尿甜，腰膝酸软，乏力，头晕耳鸣，口干唇燥，皮肤干燥、瘙痒</td><td>面容憔悴，耳轮干枯，腰膝酸软，四肢欠温，畏寒肢冷，阳痿或月经不调</td></tr>
<tr><td>舌脉</td><td>苔薄黄，脉洪数</td><td>苔黄，脉滑实有力</td><td>舌红苔薄，脉细数</td><td>舌苔淡白而干，脉沉细无力</td></tr>
<tr><td rowspan="2">治法</td><td>治则</td><td>清热润肺，生津止渴</td><td>清胃泻火，养阴增液</td><td>滋阴补肾，润燥止渴</td><td>温阳滋阴，补肾固摄</td></tr>
<tr><td>取经</td><td>足太阳、手太阴经为主</td><td>足太阳、足阳明经为主</td><td>足太阳、足少阴经为主</td><td>足太阳经、任督二脉为主</td></tr>
</table>

（三）治疗

【取穴】

主穴	配　穴	
	分型	取穴
脾俞、膈俞、足三里、天枢、大肠俞、阳池	上消（肺热津伤）	肺俞、大椎
	中消（胃热炽盛）	胃俞、曲池
	下消（肾阴亏虚）	肾俞、关元
	阴阳两虚	阴谷、气海、命门

【方法】

（1）单纯拔罐法：留罐 10~15 分钟。隔日 1 次，10 次为 1 个疗程。

（2）针刺后拔罐法：先用毫针刺入，出针后留罐 10~15 分钟。隔日 1 次，10 次为 1 个疗程。

（3）梅花针叩刺后拔罐法：先用梅花针叩刺，以不出血为度。然后留罐 10~15 分钟。隔日 1 次，10 次为 1 个疗程。

（4）刺络拔罐法：先用三棱针点刺，然后留罐 15~20 分钟。每日或隔日 1 次，10 次为 1 个疗程。

（5）背俞穴走罐法：先在肺俞至肾俞段涂抹润滑剂，然后走罐至皮肤潮红或皮肤出现瘀点为止，隔日 1 次。

（四）注意事项

（1）本病要坚持治疗，对降低空腹血糖有明显效果。

（2）日常生活要恪守糖尿病饮食，严格限制碳水化合物的摄入，多食蔬菜、豆制品及蛋白质、脂肪类丰富的食物。

（3）糖尿病患者抵抗力差，拔罐治疗时罐具要严格消毒，以防感染。治疗时要防止皮肤烫伤或破溃，杜绝感染。

三十一、单纯性肥胖症

单纯性肥胖症是指无明显内分泌代谢原因，且排除因水钠潴留或肌肉发达等蛋白质增多诸因素引起实际体重超过标准体重 20% 以上的一种疾患。目前，中国"肥胖问题工作组"根据 20 世纪 90 年代中国人群有关数据的汇总分析报告，提出了适合我国成人的肥胖标准：正常体重指数 [体重（kg）÷身高^2（m）] 为 18.5~23.9，大于或等于 24 为超重；大于或等于 28 为肥胖。男性腰围大于或等于 85cm、女性腰围大于或等于 80cm 为腹部肥胖标准。临床上所称的肥胖症大多指单纯性肥胖。

正常成年人的能量摄入和机体的能量消耗长期维持在平衡状态，脂肪量亦维持在一定水平，使体重保持相对稳定。若神经、精神、遗传、饮食等因素使摄入能量过多或消耗能量过少，多余的能量除了以肝糖原、肌糖原形式贮存之外，脂肪就成为多余能量的主要贮存形式。长期能量代谢障碍，可引起肥胖症。按发病年龄和脂肪组织病理可分为体质性肥胖和获得性肥胖两类；体质性肥胖与遗传有关，且营养过度，幼年起即有肥胖，全身脂肪细胞增生肥大；获得性肥胖多自青少年时代因营养过度、活动减少等因素而发病，脂肪细胞仅有肥大而无增生。

本病的发生与脾、胃、肾三脏功能失调有关。脾胃功能失常，肾元虚惫则引起气血偏盛偏衰、阴阳失调，导致肥胖。脾胃虚弱则水湿不化，酿生痰浊；胃肠腑热则食欲偏旺，水谷精微反被炼成浊脂；真元不足则气不行水，凝津成痰，遂致痰湿浊脂滞留肌肤而形成肥胖。

（一）病因病机

病因：湿热下注、肝郁气滞、尿路阻塞和肾气亏虚。

病机：脾胃功能失常，肾元虚惫则引起气血偏盛偏衰、阴阳失调，导致肥胖。

病位：脾、胃、肾。

病性：有实有虚。

（二）辨证

		实证		虚证
		胃肠腑热	**脾胃虚弱**	**真元不足**
症状	主症	体质肥胖，上下匀称，按之结实	肥胖以面、颈部为甚，按之松弛	肥胖以臀部、下肢为甚，肌肤松弛
	兼症	消谷善饥，食欲亢进，口干欲饮，怕热多汗，急躁易怒，腹胀便秘，小便短黄	食欲不振，神疲乏力，心悸气短，嗜睡懒言，面唇少华，大便溏薄，小便如常或尿少身肿	神疲乏力，喜静恶动，动则汗出，畏寒怕冷，头晕腰酸，月经不调或阳痿早泄
	舌脉	舌质红、苔黄腻，脉滑有力	舌淡、边有齿印、苔薄白，脉细缓无力或沉迟	面色㿠白，舌质淡嫩、边有齿痕、苔薄白，脉沉细迟缓

		实证		虚证
		胃肠腑热	脾胃虚弱	真元不足
治法	治则	清胃泻火，通利肠腑	益气健脾，祛痰利湿	温肾壮阳，健脾利湿
	取经	足太阴、足阳明经为主	足太阴、足阳明经为主	足阳明、足少阴经为主

（三）治疗

【取穴】

主穴	配 穴	
	分型	取穴
肾俞、脾俞、天枢、胃俞、丰隆、三阴交	胃肠腑热	曲池、内庭
	脾胃虚弱	中脘、足三里
	真元不足	气海、关元、命门

【方法】

（1）单纯拔罐法：留罐20～25分钟。隔日1次，10次为1个疗程。

（2）针刺后拔罐法：先用毫针刺入，出针后留罐20～25分钟。隔日1次，10次为1个疗程。

（3）药罐法：方药为山楂、泽泻各30g，甘遂10g，白术、桂枝各15g。水煎，取汁煮竹罐或贮药罐法。留罐15～20分钟。每日1次，10次为1个疗程。

（4）刺络拔罐法：先用三棱针点刺，然后留罐20～25分钟。隔日1次，10次为1个疗程。

（5）留针拔罐法：先用毫针刺入，然后将罐吸拔于针刺部位，留罐15分钟。每日1次，10次为1个疗程。

（四）医案

刘某，女，21岁，在校大学生，165cm，85kg，于2010年1月来我科减肥。血压正常，无其他病史，诊断为单纯性肥胖。取：胃俞，脾俞，曲池，合谷，内庭，三阴交等穴。以上诸穴分为两组轮流取穴，每日1次加电针。配合腹部，带脉处，双上臂，大腿等肥胖处进行闪罐直至皮肤潮红。治疗30次后体重降至66kg，未发生不良反应。

按　金元时期李东垣曰："脾胃俱旺，则能食而肥，脾胃俱虚则不能食而瘦，或少食而肥，虽肥而四肢不举，盖脾实而邪气盛也"。李东垣提出肥胖症的发病原因是由于脾胃俱旺，能食而肥，这一因素与西医学中的单纯性肥胖多食丰饮，营养过度相同。故取脾俞、胃俞以清泻脾胃之实火，曲池、合谷是阳明经之合穴和原穴，内庭为阳明经之荥穴，三穴均能清阳明之火，抑制肠胃功能之亢进，三阴交是肝、脾、肾三经之交汇穴，泻之能疏肝抑脾利湿，诸穴共用，以达到清火安胃抑制食欲之功；再配合闪罐疏通经络，分解脂肪从而达到减肥的目的。［针刺加闪罐治疗单纯性肥胖症 15 例．内蒙古中医药，2010，29（15）］

（五）注意事项

（1）拔罐对于治疗肥胖症效果显著，但必须坚持治疗。

（2）坚持适当的体育锻炼。

（3）指导患者改变不良的饮食和生活习惯。合理膳食，节制饮食，食物宜清淡，减少脂肪和碳水化合物的摄入，少食肥甘厚腻及煎炸之品；多吃水果和蔬菜及粗纤维食物。用餐须细嚼慢咽；限定食量，少吃零食；忌过度睡眠；坚持适度的体力劳动。

第二节　骨科疾病

一、落枕

落枕是指睡起后颈项部强痛，活动受限的一种病症。又称"失枕"。

（一）病因病机

病因：睡姿不当，筋脉拘急或风寒侵袭。

病机：气血凝滞，经络痹阻。

病位：颈项部。

病性：实证或表实证。

（二）辨证

症状		气血不和	风寒袭络
症状	主症	晨起后突感一侧颈项强痛，活动转侧不利	颈项强痛，活动受限
	兼症	头常歪向患侧，疼痛可向同侧肩背及上肢扩散。局部肌肉痉挛，压痛明显，但无红肿	可伴恶风、身微有热、头痛等表证。往往起病较快，病程较短。若恢复不彻底，易于复发
	舌脉	舌暗苔白，脉弦或涩	舌淡红苔白，脉浮紧
治法	治则	舒筋活络，行气止痛	
	取经	以局部和邻近取穴为主	

（三）治疗
【取穴】

主穴	配 穴	
	分型	取穴
阿是穴、大椎、肩井、悬钟、落枕穴	气血不和	膈俞、气海
	风寒袭络	风池

【方法】

（1）刺络拔罐法：患者取坐位，医者先用手掌根在患侧压痛点明显处用力柔按片刻。然后以左手绷紧皮肤，右手持三棱针快速点刺3~5下，使之出血，一般以出血2~5ml为度，用干棉球擦净血迹后，取火罐，用闪火法吸附于上，留罐10~20分钟，每日1次。

（2）闪罐法：取穴后施以火罐法，以闪火法将罐吸拔在穴位上，留罐15分钟。

（3）走罐法：在患侧部位涂以风湿油，然后进行走罐，以患部皮肤潮红为度。

（四）医案

马某某，男，32岁，电脑工程师。工作疲劳，睡眠时受凉后颈部不能转动，肩背部疼痛，平卧起床困难。来诊时患者头部偏向左侧，左侧胸锁乳突肌、斜角肌及双侧斜方肌、肩胛提肌压痛明显。即施以走罐疗法，并于走罐后分别点按双侧落枕穴，嘱患者同时活动颈部至疼痛消失。前后用时20分钟，治疗后患者颈部活动自如，肩背疼痛消失。1次施术即愈。

按 落枕多因颈部当风受寒，侵及经脉（督脉、阳维脉）寒凝气滞，血循不畅，营卫失调，津不敷布，或卧时姿势不当，气滞血瘀，血循不畅或外伤颈部，经脉气血瘀滞，血气不活所致。走罐疗法可使寒气从肌肤经脉而出，走罐后的皮肤潮红、紫暗、出痧是寒气出的表现。寒气去则经络通，血气和；如血气未能骤和，可通过点按落枕穴并配合颈部运动，达到这一目的。[走罐及点按落枕穴治疗落枕60例．中国民间疗法，2004，12（6）]

（五）注意事项

（1）拔罐疗法对治疗落枕效果明显，哪疼就拔哪。

（2）患者治疗后需进行活动，并注意保暖以防受凉。

（3）平时要注意睡眠姿势，枕头的高低暖硬要适宜，养成良好的睡眠习惯。

二、颈椎病

颈椎病是指颈椎骨质增生、颈项韧带钙化、颈椎间盘萎缩退化等改变，刺激或压迫颈部神经、脊髓、血管而产生的一系列综合症候群。其相关症状散见于中医学的"项强"、"痹证"、"头痛"、"眩晕"等病证中。

（一）病因病机

病因：感受外邪、客于经脉；扭挫损伤、气血瘀滞。久坐耗气、劳损筋肉；年老体衰、肝肾不足。

病机：经脉痹阻，或筋骨失养。

病位：颈椎。

病性：虚实夹杂。

（二）辨证

		风寒痹阻	劳伤血瘀	肝肾亏虚
症状	主症	颈强脊痛，肩臂酸楚，颈部活动受限，甚则手臂麻木发冷，遇寒加重	颈项、肩臂疼痛，甚则放射至前臂，手指麻木，劳累后加重	颈项、肩臂疼痛，四肢麻木乏力
	兼症	或伴形寒怕冷、全身酸楚	项部僵直或肿胀，活动不利，肩胛冈上下窝及肩峰有压痛	伴头晕眼花、耳鸣、腰膝酸软、遗精、月经不调
	舌脉	舌苔薄白或白腻，脉弦紧	舌质紫暗有瘀点，脉涩	舌红少苔，脉细弱

		风寒痹阻	劳伤血瘀	肝肾亏虚
治法	治则	祛风散寒，舒筋活络，补益肝肾		
	取经	以督脉、手足太阳经和颈项局部取穴为主		

（三）治疗

【取穴】

主穴	配　穴	
	分型	取穴
风池、颈夹脊、天宗、肩井	风寒痹阻	风门、大杼、风府
	劳伤血瘀	膈俞、血海、太冲
	肝肾亏虚	肝俞、肾俞

【方法】

（1）梅花针叩刺后拔罐法：先用梅花针叩刺至皮肤发红，并有少量出血点，然后拔罐10～15分钟，以拔出瘀血为度。每日或隔日1次，10次为1个疗程。

（2）留针拔罐法：先用毫针针刺，得气后留针拔罐10分钟。2个月为1个疗程。

（3）单纯拔罐法：留罐10～15分钟，每日或隔日1次。

（4）药罐法：艾叶、防风、杜仲、麻黄、木瓜、川椒、穿山甲、土鳖虫、羌活、苍术、独活、苏木、红花、桃仁、透骨草、千年健、海桐皮各10g，乳香、没药各5g。将上药加水煮沸后，再入竹罐煮1～3分钟，取出后用干毛巾擦去水分，迅速吸拔在穴位上，留罐10～20分钟，每日或隔日1次，10次为1个疗程。

（四）医案

患者，男，41岁。2005年8月25日初诊。主诉：颈部疼痛、不适1周余。现症：颈部及两肩酸痛，伴头晕、头痛、右上肢麻木，累及小指和无名指，夜间痛剧，难以忍受，夜不能寐，近日加重。曾服用双氯芬酸钠、布洛芬等止痛药，效果不显。查体：形体偏胖，痛苦面容，颈肩部肌肉僵硬，有压痛；舌淡，苔薄白，脉弦滑。颈椎X线片示：颈椎椎体生理曲度变直。中医诊断：痹证；西医诊断：颈椎综合征。治疗原则：活血化瘀，通络止痛。按刺络拔罐配合颈椎夹脊刺法治疗第一次颈部疼痛大减，可入睡；连续治疗 1 个疗程诸症皆消，又巩固治疗 1 个疗程，临床告愈。3 年随访未复发。

按 颈椎病发病病机为营卫失和、筋脉失养，以致气血瘀滞，经脉闭阻。而刺络拔罐可去其瘀血，使新血复生，促进气血运行，畅通经络，从而改善颈项部气血营养状态，营养颈部神经。正如张子和在《儒门事亲》中所言："出血者，乃所以养血也。"而取其局部压痛点和颈椎夹脊刺，其目的在于疏调局部气血，以达其治疗目的。[刺络拔罐配合颈椎夹脊刺治疗颈椎病 52 例．中国中西医结合急救杂志，2009，16（2）]

（五）注意事项

（1）避免长时间低头屈颈工作。

（2）经常作肩颈部活动，注意肩颈部保暖，避免感受风寒。枕头高低应适中。

（3）治疗过程中，应加强颈肩部的功能锻炼。

三、肩关节周围炎

肩关节周围炎是一种以肩部酸重疼痛及肩关节活动障碍为主要特征的临床综合征，简称"肩周炎"。属于中医学"肩痹"的范畴。

（一）病因病机

病因：外伤劳损、风寒湿邪；肝肾渐衰、气血亏虚。

病机：气血阻滞，筋脉痹阻；气血虚弱，血不荣筋。

病位：经脉和经筋。

病性：初期为实证，后期病情迁延为虚实夹杂。

（二）辨证

		初病	久病
症状	主症	单侧或双侧肩部酸痛，日轻夜重，肩关节呈不同程度僵直	病变组织产生粘连，功能障碍随之加重
	兼症	疼痛可向颈部和整个上肢放射，患畏风寒，手指麻胀。手臂上举、前伸、外旋、后伸等动作均受限制。局部按压有广泛性疼痛	肩部肌肉萎缩，疼痛程度反而减轻
治法	治则	舒筋通络，行气活血	
	取经	以肩关节局部取穴为主	

（三）治疗

【取穴】

主穴	配穴	
	分型	取穴
天宗、肩髃、肩髎、肩贞、阿是穴	初病	曲池、外关
	久病	大椎、足三里

【方法】

（1）刺络拔罐法：先用三棱针在穴位上点刺或用皮肤针叩刺，然后用闪火法将罐吸附在穴位上，留罐 10 分钟，每日 1 次。

（2）走罐法：在患侧部位涂以风湿油、酒，然后进行走罐，以患部皮肤潮红为度。

（3）单纯拔罐法：留罐 20 分钟，每日 1 次。

（4）留针拔罐法：先用毫针针刺，得气后留针拔罐 20 分钟。每日 1 次。

（5）梅花针叩刺拔罐法：先在肩关节周围处皮肤上用梅花针中强度叩刺，至皮肤微出血为度。血止后，再在肩关节周围拔罐，留罐 15 分钟。3 日 1 次。

（6）针刺后拔罐法：先用毫针刺入，得气后留针 5～10 分钟，出针后，再进行拔罐，留罐 15～20 分钟。起罐后或加温和灸 5～10 分钟。隔日 1 次，5 次为 1 个疗程。

（四）医案

患者，男，51 岁，主因左肩疼痛，活动受限 8 月余，夜间尤甚，难以入睡，日常梳头、穿衣困难。查体：左肩无红肿，肩关节周围有明显压痛，手臂上举、内外旋均受限，内收搭肩困难，后伸内旋左手至第 1 腰椎处。得热痛减，遇寒加重。诊断为：左肩周炎。治疗：①取穴：肩髎、肩髃、肩前、肩贞、肩井、臂臑、曲池、外关、合谷、阿是穴。②操作方法：患者取坐位或侧卧位，局部皮肤常规消毒后，选用 32 号不锈钢毫针在以上穴位上针刺，行提插泻法，使穴位产生较强的酸、麻、胀感，强度以患者能耐受为宜，留针 30 分钟，每日 1 次，10 次为 1 个疗程，疗程间隔 3 日。起针后在患处拔罐，留罐 15～20 分钟，隔 2 日 1 次。按本法治疗 1 个疗程好转，4 个疗程后痊愈。

按 中医认为，本病一般与肩部受凉、过度劳累、慢性劳损有关，多数是50岁左右中老年人发病，故又称"五十肩"，其病机多因肝肾亏损、气血不荣、筋失所养、关节失于滑利，久则入络，寒凝气滞，瘀血内阻肩部经脉而产生肩痛和活动受限。治拟温经散寒，疏通经络，活血止痛。针刺具有疏通经络，行气活血的作用，拔罐具有祛风散寒、温通化湿的作用，二者有机的结合，达到消除疼痛的的作用。[针刺配合拔罐治疗肩周炎39例．实用医技杂志，2011，18（1）]

（五）注意事项

（1）拔罐疗法对治疗肩周炎有较好的疗效。

（2）治疗期间要加强肩背部的功能锻炼，也要注意肩背部的保暖，避免过度劳累。

四、肘劳

肘劳是以肘部疼痛、关节活动障碍为主症的疾病，俗称"网球肘"。相当于西医学的"肱骨外上髁炎"。

（一）病因病机

病因：反复劳伤，寒湿侵袭。

病机：气血阻滞不畅，肘部经气不通，不通则痛。

病位：肘部的经脉和经筋。

病性：虚实夹杂。

（二）辨证

临床表现		起病缓慢，初起时在劳累后偶感肘外侧疼痛，延久逐渐加重，疼痛甚至可向上臂及前臂放散，影响肢体活动。作拧毛巾、扫地、端乎倒水等动作时疼痛加剧，前臂无力，甚至持物落地。肘关节局部红肿不明显，在肘关节外侧有明显压痛点。患侧肘伸直，腕部屈曲，作前臂旋前时，外上髁出现疼痛
治法	治则	舒筋活血，通络止痛
	取经	以肘关节局部手阳明经腧穴为主

（三）治疗

【取穴】

阿是穴、曲池、尺泽。

【方法】

（1）单纯拔罐法：留罐 15～30 分钟，每日 1 次。

（2）刺络拔罐法：先用皮肤针在局部叩刺至局部皮肤渗血，再用小火罐拔 5 分钟左右，使之出血少许。

（四）医案

胡某，女，50 岁，退休工人。因右肘部酸痛，痛及前臂 1 月余，不能负重，手持物常因疼痛掉落而来诊。检查见患者右肱骨外上髁及周围明显压痛，旋臂屈腕试验阳性。诊断：肱骨外上髁炎。治疗：重叩患侧肘髎、曲池、压痛点及周围至少量出血，用 2 号玻璃罐拔罐，肘部出血 2ml 左右，血色暗质稠，夹泡沫，其它部位出血少许，留罐 10 分钟取罐，患者即感疼痛减大半，第 2 天改用轻手法叩打，患者出血转鲜红，即告疼痛完全消失，肘臂活动自如。4 个月后随访无复发。

按 肱骨外上髁炎属中医"痹证"范畴，是由"风寒湿三气杂至，合为为痹也"，又因外伤，劳损日久而致经络气血闭阻不通，阻滞不畅，筋骨失却濡养而痛。在治疗上取手阳明经所及的肘髎、曲池及阿是穴，用梅花针通经络，行气血，温筋骨，再配合拔火罐祛湿逐寒，温通经络，共奏散寒湿、通经脉、养筋骨之功效。[梅花针加拔火罐治疗网球肘 32 例. 针灸临床杂志，1999，15（5）]

（五）注意事项

（1）拔罐疗法对网球肘有着较好的疗效。

（2）治疗期间应尽量减少肘部活动，勿提取重物。

五、腱鞘囊肿

腱鞘囊肿是发生在关节或腱鞘内的囊性肿物，内含有无色透明名或微呈白色、淡黄色的浓稠冻状黏液。属中医的"筋瘤""筋结"等范畴。多见于青壮年女性。

（一）病因病机

病因：劳作伤筋，遭受外伤。

病机：经气不通，气血凝滞。

病位：筋膜，多发生于腕关节，也见于手指背侧或掌面、足趾的背面、腘窝。

病性：实证。

（二）辨证

临床表现		局部可见一个半球形隆起，肿物突出皮肤，大小不一，表面光滑，皮色不变，触之有囊性感，与皮肤不相连，推之活动，边界清楚，压痛轻微或无压痛。患肢可有轻度酸痛及乏力感。一般无全身症状，关节功能不受限或轻度受限
治法	治则	行气活血，化瘀散结
	取经	以局部取穴为主

（三）治疗

【取穴】

取囊肿局部。

【方法】

（1）梅花针叩刺后拔罐法：先用梅花针从囊肿中央向外环形施以重手法叩刺，令局部发红，并见点状微出血，然后拔罐，留罐10~15分钟。每日或隔日1次。

（2）火针出针罐法：先在囊肿部位用碘酒、酒精消毒，然后将火针烧红迅速从囊肿顶端刺入，穿过囊壁便立即出针，然后迅速将罐具吸拔其上；亦可以粗毫针在囊肿基底部的前、后、左、右及其顶端各刺1针，穿过囊壁，摇大针口出针后立即拔罐。留罐20分钟，可吸出少许黏液。术后局部加压包扎约1天。不愈者，1周后再施术1次。

（3）针刺后拔罐法：先用毫针从囊肿顶端刺入，穿过基底部囊壁，出针后拔罐，以吸出少许黏液为度（约20分钟）。3日治疗1次。

（四）医案

黄某，女，38岁，工人，1997年3月10日就诊。患者右手腕阳池穴见一肿块3年余。视之呈圆形隆起，直径约2cm左右，触之有饱满感，边缘光滑，伴右手腕持重物无力。诊断为腱鞘囊肿，治法：先将局部皮肤常规消毒后，以左手拇食二指捏住囊肿部位，右手持烧红的粗火针迅速刺入囊肿内，深度以穿透囊肿壁为宜，刺入后留针1分钟。火针刺后迅速加拔火罐，令吸出囊肿内容物；如此可反复进行（一般3次即可），以拔罐时无囊肿容物吸出为止。术后局部涂搽紫药水以防感染。施上法治疗1次即愈。随访1年，未见复发。

按 火针且留针用于腱鞘囊肿优点在于一是开大其孔，便于火罐的负压作用吸出内容物；二是破坏囊壁组织，利用火针的高温作用使其炭化，消除了其复发形成的基础。火针配合拔罐，则使邪易排尽（囊肿内容物所祛除），而不易复发，且免除了用手挤压肿块局部的操作方式。［火针拔罐治疗腱鞘囊肿 45 例 . 针灸临床杂志，1999，15（10）］

（五）注意事项
治疗期间避免劳累以防复发。

六、足跟痛

足跟痛是指由急性或者慢性损伤引起的足跟部周围疼痛。

（一）病因病机
病因：肝肾亏虚；风寒湿邪侵袭，外伤劳损。
病机：气血失和，筋脉失养；气血阻滞。
病位：足跟部。
病性：虚实夹杂。

（二）辨证

临床表现		患者多在中年以上，有急性或慢性足跟部损伤史。晨起后站立或走路时足跟及足底疼痛，疼痛可向前扩散到前脚掌，运动及行走后疼痛加重，休息减轻。足跟部微肿，压痛明显，可根据压痛点确定病变部位
治法	治则	疏经通络，化瘀止痛
	取经	以足跟局部和足少阴、足太阴经为主

（三）治疗
【取穴】
取穴患侧涌泉、昆仑、太溪、照海、承山穴，或小腿下段后侧压痛点。

【方法】
（1）涂药罐法：首先在穴位处涂以风湿油、红花油或补肾活血的药液，然后在穴位上吸拔。留罐 10 ~ 15 分钟，每日或隔日 1 次。施术后，以川芎细末装入与足跟相应大小的薄布袋内，药厚约 2mm，缝上袋口，然后再将药袋缚系足跟痛点上，在走路、睡眠时也不要解除，每 2 日换药 1 次。

（2）刺络拔罐法：先用三棱针在穴位上点刺或用皮肤针叩刺，然后用闪火法将罐吸附在穴位上，留罐 10～15 分钟，每日或隔日1 次。

（四）注意事项

在治疗本病的同时，可配服补肾的药物，如六味地黄丸。宜穿软底鞋或在患侧的鞋内放置海绵垫。局部每天可热敷或用温水浸足。

七、颞下颌关节功能紊乱综合征

颞下颌关节紊乱综合征是指颞颌关节区疼痛、弹响、肌肉酸痛、乏力、张口受限、颞颌关节功能障碍等一系列症状的综合征。属于中医学"颌痛"、"颊痛"、"口噤不开"、"牙关脱臼"等范畴。

（一）病因病机

病因：风寒外袭；外伤劳损，张口过度；情志不调；先天不足，肾气不充。

病机：经筋拘急，牙关不利。

病位：颞颌关节。

病性：虚实夹杂。

（二）辨证

		寒湿痹阻	肝肾不足
症状	主症	开口不利，咀嚼受限，关节弹响，咀嚼时关节屈疼痛	开口不利，咀嚼障碍，关节区有弹响，关节区时有酸痛
	兼症	平时酸胀麻木不适，遇寒湿风冷症状加重	头晕耳鸣，腰膝酸软
	舌脉	舌淡、苔薄白，脉弦略紧	舌质红，脉细无力
治法	治则	祛风散寒、舒筋活络	
	取经	以颞下颌关节局部取穴为主	

（三）治疗

【取穴】

主穴	配穴	
	分型	取穴
阿是穴、下关、颊车、合谷	寒湿痹阻	风池
	肝肾不足	肝俞、肾俞

【方法】

（1）针刺后拔罐法：先用毫针刺入，针后留罐 15 ~ 20 分钟。隔日治疗 1 次，10 次为 1 个疗程。

（2）刺络拔罐法：先用三棱针点刺穴位，然后将罐吸拔于针眼上，留罐 15 ~ 20 分钟，以吸出少许血液为佳。隔日治疗 1 次，10 次为 1 个疗程。

（3）小抽气贮药罐法：取伸筋草、钻地风、威灵仙各 60g，三七 30g，木瓜 120g。入白酒 2500ml 中浸泡 2 个月备用。同时取适量药酊贮入罐内，依法拔罐，留罐 20 分钟。隔日 1 次，10 次为 1 个疗程。

（四）医案

陈某，女，41 岁。主诉：右耳前区疼痛 1 周。查体：开口度 1 指，开口无偏斜，右耳前区压痛，两侧颞颌关节侧位片示无器质性改变，经口腔科诊断后转人针灸科治疗。治法：患者取坐位，头部靠于椅背，取下关穴，用 75% 酒精棉球常规消毒后，三棱针迅速点刺出血，并以小号抽气罐拔下关穴，使出血量约 10ml 左右，一般隔日治疗 1 次，6 次为 1 疗程。经下关穴刺血拔罐治疗 4 次后，症状消失，开口度 3 指，右耳前区无压痛，开闭口无弹响，后复诊 1 年，无复发。

按　颞下颌关节功能紊乱综合征主要由外感风寒或外伤经筋损及面部经脉致局部经筋挛急，功能紊乱，经筋受损和筋骨失濡引起。下关穴的位置在颞颌关节之间，为病灶所在。下关穴刺血拔罐，可疏通经络，邪有所出，从而促进气血运行，化瘀止痛，松解滑利关节。刺血拔罐可使局部血管扩张明显，血循环加快，血管通透性增强，从而有效地改善局部血供，解除肌肉痉挛，促进肌肉代谢产物的排出。[下关刺血拔罐治疗颞下颌关节功能紊乱 23 例. 中国针灸，2000（增刊）]

（五）注意事项

（1）患者若韧带松弛而发生关节半脱位时，应适当限制下颌骨的过度运动。全脱位者应首先复位，否则拔罐难以奏效。

（2）先天性颞颌关节发育不良者，应避免下颌关节的过度活动。

（3）注意饮食，不吃干硬的食物，避免下颌关节的进一步损伤。避免风寒侵袭，平时可自我按摩，增强颞颌关节抵御外邪的能力。

第三节　皮外科疾病

一、带状疱疹

带状疱疹是由水痘－带状疱疹病毒引起的一种以簇集状丘疱疹、局部刺痛为特征的急性疱疹性皮肤病。疱疹多沿某一周围神经分布，排列成带状，出现于身体的某一侧，好发于肋间神经、颈神经、三叉神经及腰神经分布区域。若不经治疗，一般2周左右疱疹可结痂自愈。有些患者在皮疹完全消退后仍遗留神经痛。中医学称本病为"蛇丹"、"蛇串疮"、"蜘蛛疮"、"缠腰火丹"。

（一）病因病机

病因：感受风火或湿毒之邪，且与情志、饮食、起居失调等因素有关。

病机：经络瘀阻，气血凝滞于肌肤之表。

病位：皮肤肌表，与肝，胆，脾有关。

病性：实证为主。

（二）辨证

		肝经郁热	脾经湿热	瘀血阻络
症状	主症	皮损鲜红，疱壁紧张，灼热刺痛	皮损色淡，疱壁松弛	皮疹消退后局部仍疼痛不止
	兼症	口苦咽干，烦躁易怒，大便干，小便黄	口渴不欲饮，胸脘痞满，纳差，大便时溏	心烦不寐
	舌脉	苔黄，脉弦滑数	舌红、苔黄腻，脉濡数	舌紫暗、苔薄白，脉弦细
治疗	治则	泻火解毒，通络止痛	清热利湿，健运脾胃	活血通络，化瘀止痛
	取经	足厥阴肝经、足少阳胆经、夹脊穴为主	足太阴脾经、夹脊穴为主	夹脊穴、局部取穴为主

（三）治疗

【取穴】

主穴	配穴	
	分型	取穴
阿是穴（皮损区）	肝经郁热	太冲、侠溪、阳陵泉
	脾经湿热	大都、三阴交、血海
	瘀血阻络	根据皮疹部位不同加相应的穴位，颜面部加阳白、太阳、颧髎；胸胁部加期门、大包；腰腹部加章门、带脉

【方法】

（1）刺络拔罐法：先用三棱针点刺，以微出血为度，然后拔罐10～15分钟。每日或隔日1次。

（2）梅花针叩刺后拔罐法：先以梅花针叩刺皮损区，手法由轻到重，均匀叩击患部，至皮肤微出血为度，然后拔火罐，吸出水性分泌物及少量血液。起罐后涂以龙胆紫。拔罐少则1～2罐，多则4～5罐，每罐留2～3分钟。遍布全身者亦不得遗漏。

（3）单纯拔罐法：用闪火法在皮损区拔罐，然后沿带状分布将火罐依次扣在疱疹集簇处，罐数以排满为度，留罐15分钟，每日1次。

（4）闪火拔罐法：先在皮损两端拔罐，然后沿带状分布将火罐依次拔在疱疹集簇处。火罐要求拔紧，松弛不紧者，重新吸拔。留罐15分钟。留罐期间出现水泡，不必介意。罐后水泡破溃者，涂以龙胆紫药水。一般每日1次，直至痊愈为止。

（四）医案

王某某，男，76岁，退休干部。自述：1周前，突发左前胸及背部疼痛，自认为是心脏病、心绞痛发作，到心血管科就诊，做心电图，心脏彩超，心脏听诊等检查，都无异常所见。又做24小时心电监护检查也未发现心脏异常改变。口服丹参滴丸、硝苯地平片等中西药物，疼痛仍发作。到神经内科诊为神经痛待查，后到本科室就诊。撩开衣服，在背部肩胛内处，疱疹数个连成一片，在前胸腋窝处有散在疱疹5～7个，略高于皮肤，暗红色，大小不一。述疼痛如针刺、火灼样感，夜晚加重，诊断为带状疱疹。即行治疗。在背部及前胸疼痛处，用三棱针点刺，每个疱疹点刺 2 ~ 3 下，直至出血。在心俞、厥阴俞、肝俞、胆俞穴加刺，以泻肝胆心火。然后拔罐，吸拔 7 分钟，吸出紫色瘀血。当晚疼痛减轻。因为又不断有疱疹出现，故治疗 10 次，痊愈而止。

按 中医学认为，带状疱疹多因肝胆郁热，或脾经湿热内蕴，或心火妄动。湿热火毒蕴结肌肤经络使经络气血与邪毒凝结至水疱簇集，不通则痛。用点刺放血疗法能清泻肝胆、心脾之湿热，泻肌肤之火毒。拔罐（以螺旋罐无热产生为好）能清除血中湿热毒气使脏腑毒气外透，达到祛瘀生新，气血畅通则疱疹消退，疼痛消失。[点刺放血疗法治疗带状疱疹50例. 中医外治杂志，2011，21（3）]

（五）注意事项

（1）本病在治疗期间要注意休息，调畅情志，避免精神刺激，必要时可采取中西医药物治疗。

（2）饮食宜清淡，忌食鸡、鸭、鱼、虾、蟹等腥发之物及葱、蒜、辣椒、烟、酒等辛热之品。

二、湿疹

湿疹又称"湿疮"，是一种呈多形性皮疹倾向、湿润、剧烈瘙痒、易于复发和慢性化的过敏性炎症性皮肤病。属于中医学"癣疮"范畴。因其症状及病变部位的不同，名称各异。如浸淫遍体、渗液极多者名"浸淫疮"；身起红粟、瘙痒出血的称"血风疮"；发于面部者称"面游风"；发于耳部为"旋耳风"；发于乳头者称"乳头风"；发于脐部者称"脐疮"；发于肘、膝窝处者称"四弯风"；发于手掌者称"鹅掌风"；发于小腿者称"湿毒疮"；发于肛门者称"肛圈癣"；发于阴囊者称"绣球风"或"肾囊风"。

（一）病因病机

病因：素体禀赋不足，加上外界因素如寒冷、湿热、油漆、毛织品等刺激而导致发病。

病机：湿邪内盛，风湿热邪客于肌肤。

病位：皮肤肌表，与脾有关。

病性：实证为主，日久可见虚实夹杂或虚证。

（二）辨证

		湿热浸淫	脾虚湿蕴	血虚风燥
症状	主症	发病急，湿疹可泛发全身各部，初起皮损潮红灼热、肿胀，继而粟疹成片或水疱密集，渗液流津，瘙痒不休	发病较缓，皮损潮红、瘙痒，抓后糜烂，可见鳞屑	病情反复发作，病程较长，皮损色暗或色素沉着，粗糙肥厚，呈苔藓样变，剧烈瘙痒，皮损表面有抓痕、血痂和脱屑
	兼症	身热、心烦、口渴、大便干、小便短赤	纳少神疲、腹胀便溏	头昏乏力、腰酸肢软、口干不欲饮
	舌脉	舌红、苔黄腻，脉滑数	舌淡白胖嫩、边有齿痕、苔白腻，脉濡缓	舌淡、苔白，脉弦细
治疗	治则	清热化湿	健脾利湿	养血润燥
	取经	足太阴脾经、皮损局部取穴为主	足太阴脾经、足阳明胃经、皮损局部取穴为主	皮损局部取穴为主

（三）治疗

【取穴】

主穴	配　穴	
	分型	取穴
阿是穴（皮损区）、大椎、曲池、血海、三阴交、神阙	湿热浸淫	脾俞、水道、肺俞
	脾虚湿蕴	太白、脾俞、胃俞
	血虚风燥	膈俞、肝俞

【方法】

（1）单纯拔罐法：依病灶宽窄，可置单罐或密排罐，要求尽量罩住病灶，留罐10～15分钟，每1～2日1次。

（2）刺络拔罐法：先用三棱针点刺穴位后，留罐10～15分钟，每1～2日1次。

（3）挑罐法：用三棱针挑刺，再用闪火法将罐吸拔在挑刺部位上，留罐10～15分钟，每3～4日1次。

（四）医案

高某，男，60岁。2009年7月12日初诊。患者右下肢小腿外侧有一面积约为3cm×5cm大小的湿疹2年余，经外用肤轻松软膏、曲安奈德益康唑乳膏等外用药物，症状虽可缓解，但仍反复发作。近日由于饮食不节嗜辛辣之品，湿疹症状加重，外用药物治疗病情改善不明显，故前来就诊。局部瘙痒，查患部皮肤增厚、浸润，色素沉着，表面粗糙，且有不同程度的苔藓样变。诊为慢性湿疹。对该患者采用针刺大椎透身柱，双肺俞扣刺拔罐的方法治疗，1疗程后病情明显减轻，3个疗程后病情基本痊愈。

按 中医认为本病虽形于外而实发于内，多是由于内在的湿热与外邪相搏结充于腠理肌肤而发本病。大椎、身柱为督脉的穴位，督脉主人一身之阳"督脉者，阳脉之海，总督一身之阳气"，故针刺督脉的穴位可以振奋全身的阳气，增强脏腑的功能，从而可以起到益气固表、疏风清热除湿的作用。肺俞为足太阳膀胱经的经穴，又为肺脏的背俞穴，足太阳膀胱经主一身之表，同时背部膀胱经的背俞穴是脏腑精气所属住的部位，同时，肺主皮毛，故通过对肺俞穴叩刺拔罐，可以调整肺脏的功能，疏通脏腑之气，激发调节经络功能，使肺脏的生理功能正常，从而使皮肤腠理致密，增强皮肤对内外淫邪的抵抗能力。因此，通过对慢性湿疹患者施以针刺配合扣刺拔罐的方法进行治疗，取得了较为满意的疗效。[针刺配合扣刺拔罐治疗慢性湿疹50例临床观察．河北中医药学报，2010，25（2）]

（五）**注意事项**

（1）日常饮食宜清淡，忌食鱼腥、虾、海鲜、蛋类及牛羊肉、辛辣、酒类等刺激性食物。

（2）皮损的部位不可暴晒，平素要避免刺激局部，如搔抓、肥皂热水洗或用力搓擦。也不宜用热水烫洗，远离或避免致敏原等。

（3）调节饮食，均衡营养，调畅情志，避免精神刺激。

三、荨麻疹

荨麻疹又称"风疹块"、"风团疙瘩"。是一种由于皮肤黏膜小血管扩张及渗透性增强而引起的局限性、一过性水肿反应。以皮肤突起风团、剧痒为主要特征。一年四季均可发生，尤以春季为发病高峰。属于中医学"风瘙瘾疹"的范畴。

（一）**病因病机**

病因：内因禀赋不足，外因风邪为患。

病机：外邪客于肌肤，或湿邪内郁于皮肤腠理，致使肌肤失养。

病位：皮肤肌表，与脾胃有关。

病性：实证为主。

（二）辨证

		风热犯表	风寒束表	血虚风燥	肠胃实热
症状	主症	风团色红，灼热剧痒，遇热加重	风团色白，遇风寒加重，得暖则减	风疹反复发作，迁延日久，午后或夜间加剧	风团色红，成块成片
	兼症	发热，咽喉肿痛	恶寒	心烦少寐，口干，手足心热	脘腹疼痛，恶心呕吐，便秘或泄泻
	舌脉	苔薄黄，脉浮数	舌淡、苔薄白，脉浮紧	舌红、少苔，脉细数无力	苔黄腻，脉滑数
治疗	治则	疏风清热，祛风止痒	散寒解表，祛风止痒	养血润燥，祛风止痒	清热泻火，通调腑气
	取经	手阳明大肠经、足太阴脾经为主	足太阴脾经、足太阳膀胱经为主	足太阴脾经、足阳明胃经、足太阳膀胱经为主	手阳明大肠经、足太阴脾经、足阳明胃经为主

（三）治疗

【取穴】

主穴	配穴	
	分型	取穴
风池、曲池、大肠俞、血海、委中、神阙	风热犯表	大椎、风门
	风寒束表	风门、肺俞
	血虚风燥	风门、脾俞、足三里
	肠胃实热	内关、支沟、足三里

【方法】

（1）药水罐法：取麻黄、连翘、薄荷、荆芥各 15 克，水煎成 30% 药溶液，每次用 20～40ml，在穴位拔罐 20～40 分钟。每日 1 次。

（2）刺络拔罐法：先用三棱针点刺出血，然后拔罐，留罐 15～20 分钟。隔日 1 次。

（3）单纯拔罐法：留罐 15～20 分钟，每日 1 次。

（4）取神阙穴，施以单纯罐法，将罐吸拔在穴位上，留罐 5～10 分钟，起罐后再拔，连续 3 次为治疗 1 次，以局部皮肤明显瘀血为佳，每日 1 次，3 次为 1 个疗程，疗程间隔 3～5 天。若属于体质虚寒，或遇冷、冬季发作者，可于每次拔罐前用艾条温和灸神阙穴

10～15 分钟。

（四）医案

王某，女，26 岁，1999 年 7 月 6 日初诊。患者腰、腹、上下肢皮肤反复出现瘙痒性风团 6 月余。发作时奇痒难忍，搔抓后风团扩大、增多，相互融合成片，随时发作，影响工作、生活、睡眠。经口服西药抗组胺、静脉注射钙剂、口服中药汤剂及防风通圣散等治疗后，症状可缓解，但仍反复发作，诊为慢性荨麻疹。治疗：取风池、合谷、曲池、足三里、尺泽、三阴交穴，常规消毒，30 号1.5～3 寸毫针进针得气后，施平补平泻手法，留针 30 分钟。留针时用清艾条施温和灸，以患者局部皮肤感到温热而无灼痛为宜，每穴灸 5～7 分钟，灸至皮肤红晕为度。叩刺拔罐治疗：肺俞、大椎、风市、血海，用梅花针轻轻叩刺上穴，以局部皮肤潮红，隐隐渗血为宜，选合适玻璃火罐用闪火法坐罐于叩刺后的穴位上，留罐 15 分钟。经上法治疗 10 日，感瘙痒性风团明显减轻，继治疗 20 日后痊愈。为巩固疗效，治疗 30 日，随访半年无复发。

按 中医认为荨麻疹属"风疹"范畴。患病多虚实挟杂，实则多因肺胃有热，热郁于皮毛，虚则多因气血不足。叩刺拔罐肺俞、大椎、曲池、血海可泻热引热外出，并在活血祛瘀生新治疗的同时起快速止痒作用，有急则治标之意，针刺艾灸风池、合谷、曲池、足三里等穴可调营卫、和营血、行胃气、理中焦、宣肺郁、散风热，从根本上达到扶正祛邪，有治本之意。[针灸叩刺拔罐治疗慢性荨麻疹 46 例. 陕西中医，2003，24（7）]

（五）注意事项

（1）忌食鱼虾、蛋、牛奶、海鲜等食物，避免接触各种致敏原。

（2）注意休息，避免外界风、寒、湿、热邪侵袭。

（3）急性发作时，严重者应及时采取中西医药物综合治疗。

四、扁平疣

扁平疣是一种常见的病毒感染性皮肤病，为针头至粟粒大小的硬性扁平皮肤赘疣，好发于面部、前臂和手背，系人类乳头瘤病毒所引起，主要通过直接接触而传染，外伤亦是感染本病的一个原因。其病程与机体免疫有重要关系。中医学称之为"扁瘊"、"疣疮"、"疣目"。

（一）病因病机

病因：感受风热毒邪，或脾虚生湿生痰。

病机：外邪或痰湿阻于经络，郁于肌肤。

病位：皮肤肌表，与肺，脾，胃有关。

病性：实证。

（二）辨证

		肺胃蕴热	脾湿痰瘀
症状	主症	扁疣色褐，散在分布，搔抓后呈条状接种，似串珠状	多发于面部，扁疣数少，高出皮肤，多呈皮色，时有痒感
	兼症	伴发脂溢及粉刺、唇干口渴	纳呆脘胀
	舌脉	舌红、苔黄，脉浮数	舌淡、苔腻，脉沉数
治疗	治则	疏风清热，泻肺胃之火	祛湿化痰，通经络气血
	取经	手太阴肺经、手阳明大肠经、足太阴脾经、疣体局部取穴为主	手阳明大肠经、足太阴脾经、疣体局部取穴为主

（三）治疗

【取穴】

主穴	配 穴	
	分型	取穴
阿是穴（患部）	肺胃蕴热	尺泽、内庭
	脾湿痰瘀	商丘、阴陵泉

【方法】

（1）针刺后拔罐法：用毫针直接从疣中心刺至疣基底，或再从左右上下各斜向疣体中心底部刺入，并使之出血；也可用银针垂直刺入母疣中心，捻转提插后放血1～2滴。针后拔罐5～10分钟。起罐后，用胶布盖贴。每5日1次。

（2）先用毫针从疣中心的上下左右4点各向中心斜刺入1针，起针后拔罐5～10分钟。再用三棱针点刺配穴放血各1～2滴。7日治疗1次，中病即止。

（四）医案

张某某，男，30岁，2003年10月16日初诊。患扁平疣5年，5年来四处治疗，曾外擦迪维霜、酞丁安、注射干扰素、胸腺素，内服中药等均无效。后经人介绍到我科诊治。初诊时面部扁平丘疹密布，呈深褐色。治疗方法：①火针：充分暴露皮损部位，选择进针点常规消毒。用盘龙细火针（直径 0.5mm）在酒精灯上烧至发白后，垂直快速点刺疣体顶部。②刺络拔罐：将皮肤常规消毒后，选肺俞、膈俞、脾俞叩刺。给予火针与拔罐治疗 1 次后疣体即大部分脱落。3 次后痊愈，愈后无疤痕及色素沉着。随访至今未复发。

按 《灵枢·经脉》篇曰："手少阳之别，名曰支正……虚则生疣"。西医学也认为：70% ~80% 扁平疣患者机体免疫功能低下。火针，是传统中医外治法之一，使用火针后，既可通过火针的高温直接破坏疣体，使疣体迅速脱落；亦可通过腧穴将火热导入人体，激发经气，鼓舞血气运行、温壮脏腑阳气。而膀胱经为多血少气之经、脏腑之俞聚集之处，故选肺俞以宣通肺气，膈俞清泄血热，脾俞促运化、补养气血，从而激发调节脏腑经络功能，以疏通经络，调和气血。通过火针温壮脏腑阳气、直接破坏疣体，刺络拔罐排毒泄热，二者结合，效果显著。[火针配合刺络拔罐治疗扁平疣临床观察．四川中医，2005，23（5）]

（五）注意事项

治疗期间，忌食辛辣、海腥之品。避免搔抓。

五、神经性皮炎

神经性皮炎是一种皮肤神经功能障碍性疾病，以皮肤肥厚、皮沟加深、苔藓样改变和阵发性剧烈瘙痒为特征。根据皮损范围大小，临床分为局限性神经性皮炎和播散性神经性皮炎两种。本病隶属于中医学"牛皮癣"、"顽癣"范畴。

（一）病因病机

病因：风热外袭，或情志不遂，日久耗伤阴血。

病机：风热蕴阻肌肤，或血虚化燥生风，肌肤失于濡养。

病位：皮肤肌表，与肝有关。

病性：实证，日久可成虚实夹杂证。

（二）辨证

		血虚风燥	阴虚血燥	肝郁化火	风热蕴阻
症状	主症	丘疹融合，成片成块	皮损日久不退	皮损色红	皮疹呈淡褐色
	兼症	皮损表面干燥，色淡或灰白，皮纹加深，上覆鳞屑，剧烈瘙痒，夜间尤甚，女性或兼有月经不调	皮损呈淡红或灰白色，局部干燥肥厚，甚则泛发全身，剧烈瘙痒，夜间尤甚	心烦易怒或精神抑郁，失眠多梦，眩晕，口苦咽干	皮损成片，粗糙肥厚，阵发性剧痒，夜间尤甚
	舌脉	舌淡、苔薄，脉濡细	舌红、少苔，脉弦数	舌红、脉弦数	舌苔薄黄，脉浮数
治疗	治则	养血祛风	滋阴润燥	清热泻火	祛风清热
	取经	足太阳膀胱经、皮损局部取穴为主	足太阳膀胱经、皮损局部	督脉、皮损局部取穴为主	手阳明大肠经、皮损局部取穴为主

（三）治疗

【取穴】

主穴	配 穴	
	分型	取穴
阿是穴（患部）、风门、风池、曲池、血海	血虚风燥	膈俞、脾俞、肾俞
	阴虚血燥	三阴交、膈俞
	肝郁化火	肝俞、大敦
	风热蕴阻	大椎、阴陵泉

【方法】

（1）梅花针叩刺后拔罐法：先用梅花针以重手法叩刺至皮肤微出血，然后拔罐 5～10 分钟。罐数视病变范围大小而定。每日或隔日治疗 1 次，5 次为 1 个疗程。

（2）刺络拔罐法：先用梅花针叩刺阿是穴，用三棱针点刺穴位，均以微出血为度，然后拔罐 5～10 分钟。隔日 1 次，5 次为 1 个疗程。

（3）留针拔罐法：先用毫针刺入，然后将罐吸拔于针刺部位，留罐 10～15 分钟。每日 1 次，缓解后隔 1～2 日 1 次，10 次为 1 个疗程。

（四）医案

李某，男，45 岁，干部，2002 年 3 月初诊，主诉：两侧颈项部瘙痒不适 2 年，每遇饮酒，恼怒加重，患部皮损增厚，色褐，皮界清。治疗方法：常规消毒皮损局部，用梅花针叩刺患部使之渗血，根据皮损的大小，选择大中小不同型号的火罐，紧扣局部，留罐 5 ~ 10 分钟。用刺络拔罐法拔出污血 7ml 左右，病人立感轻松舒适，如此治疗 3 次痊愈，至今未发。

按 在中医学中神经性皮炎属"顽癣"范畴，由于风热之邪客于肌肤，留而不去或情志抑郁，气郁化火或病久不愈，血虚风燥，邪结肌肤，故缠绵难愈。通过梅花针浅刺出血，可以达到活血通络，除痹止痒的功效。配合拔罐能够疏通经络，调和气血，开泻腠理，使风寒湿热之邪随火罐吸拔而出。经脉通则气血和，血随气行外荣肌肤以达到神清痒止之功。[刺络拔罐治疗神经性皮炎 36 例. 针灸临床杂志，2005，21（2）]

（五）注意事项

（1）治疗期间忌食鱼虾、海鲜、羊肉等食物，忌食辛辣、油腻之品。戒烟酒。

（2）皮损处不可搔抓和暴晒以及热水烫洗。

（3）本病治疗周期较长，患者要有耐心治疗，坚持拔罐会收到良好的效果。

六、寻常疣

寻常疣是由人类乳头瘤病毒（HPV）所引起的表皮肿瘤，中医称"千日疮"，俗称"刺瘊"、"鱼锈锈"、"瘊子"等。本病通过直接或间接接触传染，外伤是 HPV 感染的一个很重要的因素，受到感染后，约潜伏 4 个月左右发病。多见于青少年。

（一）病因病机

病因：感受风热毒邪；或情志不遂，怒动肝火；或受外伤、摩擦引起。

病机：筋气不荣，肌肤不润或局部气血凝滞。

病位：手指、手背，也可见于头面部，指甲边缘，头皮，手指或足趾间。

病性：实证。

（二）辨证

症状		风热血燥	肝郁痰凝
症状	主症	结节如豆，坚硬粗糙，色黄或红	疣起日久，质地较硬，色暗褐
	兼症	咽喉疼痛，大便秘结	性情烦闷易怒，胸闷不适，纳食不香
	舌脉	舌红，苔薄，脉弦数	舌淡红，苔白，脉弦
治疗	治则	养血活血，清热解毒	疏肝活血，化痰软坚
	取经	足太阳膀胱经、局部取穴为主	足厥阴肝经、局部取穴为主

（三）治疗

【取穴】

主穴	配穴	
	分型	取穴
阿是穴（患部）	风热血燥	大椎、膈俞
	肝郁痰凝	肝俞、丰隆

【方法】

（1）针刺后拔罐法：用毫针直接从疣中心刺至疣基底，或再从左右上下各斜向疣体中心底部刺入，并使之出血；也可用银针垂直刺入母疣中心，捻转提插后放血1～2滴。针后拔罐5～10分钟。起罐后，用胶布盖贴。每5日1次。

（2）先用毫针从疣中心的上下左右4点各向中心斜刺入1针，起针后拔罐5～10分钟。再用三棱针点刺配穴放血各1～2滴。7日治疗1次，中病即止。

（四）注意事项

治疗期间，忌食辛辣、海腥之品。避免搔抓。

七、白癜风

白癜风是一种常见多发的色素性皮肤病，是后天性因皮肤色素脱失而发生的局限性白色斑片，使得局部皮肤呈白斑样，白斑大小形态不一，境界清楚，边缘有色素沉着增加，无自觉症状，暴晒后易出现红斑，甚至水泡，自觉有灼痛、炎症后，白斑可比原发范围大，皮损可发生于任何部位，但较常见于指背、腕、前臂、面颈、生殖器及其周围。中医称之为"白癜风"或"白驳风"。

（一）**病因病机**

病因：素体不健，复感风邪；或湿热之体感受风热之邪；或情志内伤，气血失和；或久病体虚，肌肤失养。

病机：气血不和，肌肤失养；或经络阻滞，血脉不畅。

病位：皮肤肌表，与肝，脾，肾有关。

病性：有实有虚，以实证为多。

（二）**辨证**

		气血亏虚	肝肾阴虚	风湿外侵	气滞血瘀	肝郁气滞
症状	主症	白斑浅淡	病程较长，白斑局限或泛发，毛发变白，皮肤干燥	发病及蔓延快，白斑多发于头面或泛发全身	大小不等的斑点或片状，边缘清楚、光滑	白斑无固定好发部位，色泽时明时暗，常随情绪变化而加剧，女性多见
	兼症	神疲乏力，面色㿠白	头晕耳鸣，腰膝酸软	局部常有痒感	肢体困重而痛	胸闷嗳气，性急易怒，月经不调及乳中结块
	舌脉	舌质淡，脉沉细而涩	舌淡红少苔，脉细弱	苔薄白，脉浮	舌质紫暗，或有瘀点，脉弦涩	苔白，脉弦
治疗	治则	补气益血，祛风和血	补益肝肾，活血祛风	祛风除湿，和血通络	行气活血	疏肝理气
	取经	足太阳膀胱经、局部取穴为主	足少阴肾经、局部取穴为主	足太阴脾经、局部取穴为主	足厥阴肝经、任脉、局部取穴为主	足厥阴肝经、局部取穴为主

（三）**治疗**

【取穴】

主穴	配穴	
	分型	取穴
阿是穴（患部）	气血亏虚	脾俞、足三里、中脘
	肝肾阴虚	肝俞、肾俞
	风湿外侵	风池、合谷
	气滞血瘀	膈俞、肝俞
	肝郁气滞	肝俞、气海、太冲

【方法】

(1) 刺络拔罐法：先用三棱针点刺穴位，然后留罐 10～15 分钟。每日或隔日 1 次，5 次为 1 个疗程。

(2) 灸罐法：先用闪火法将罐吸拔于穴位上，留罐 15～20 分钟。起罐后，用艾条温灸 5～10 分钟。每日 1 次，5 次为 1 个疗程。

(四) 注意事项

本病坚持治疗，确有较好的疗效。

八、黄褐斑

黄褐斑，古称"面尘"、"肝斑"、"黧黑斑"；俗称"妊娠斑"、"蝴蝶斑"。是以发生于面部的对称性褐色色素斑为主要特征。多见于怀孕、人工流产及分娩后的女性。一般认为与雌激素代谢失调及植物神经功能紊乱有关，另外还与日晒、长期使用化妆品和长期服用某些药物（如避孕药）以及某些慢性病有关。

(一) 病因病机

病因：情志不遂，肝脾肾三脏气机逆乱。

病机：肝脾肾三脏受损，脏腑气血悖逆，不能上荣于面。

病位：皮肤肌表，肝，脾，肾。

病性：实证，或虚实夹杂证。

(二) 辨证

		气滞血瘀	肝肾阴虚	脾虚湿困
症状	主症	面色晦暗，斑色较深	斑呈咖啡色	斑色暗淡
	兼症	口唇暗红，伴经前少腹痛、胸胁胀痛、急躁易怒、喜叹息	手足心热、失眠多梦、腰膝酸软	面色㿠白，体胖，疲倦乏力
	舌脉	舌质暗红、有瘀点或瘀斑，脉弦涩	舌质嫩红、少苔，脉细数	舌胖而淡、边有齿印，脉濡细
治疗	治则	调和气血，活血化瘀	补益肝肾，化瘀消斑	补脾祛湿，化瘀消斑
	取经	手阳明大肠经、面颊区局部取穴为主	足厥阴肝经、足太阳膀胱经、面颊区局部取穴为主	足太阴脾经、面颊区局部取穴为主

（三）治疗

【取穴】

主穴	配 穴	
	分型	取穴
皮损区（患部）	气滞血瘀	膈俞、太冲
	肝肾阴虚	肝俞、肾俞
	脾虚湿困	脾俞、阴陵泉

【方法】

（1）针刺后拔罐法：先用毫针平补平泻法针刺，得气后不留针。起针后，用闪火法拔罐 10～15 分钟。每日或隔日 1 次，7 次为 1 个疗程。

（2）梅花针叩刺后拔罐法：先用梅花针叩刺，以微出血为度。然后留罐 10 分钟，以每穴吸出血量约 1ml 为度。隔日 1 次，10 次为 1 个疗程。

（四）医案

患者，女，34 岁，干部，于 2006 年 8 月 7 日就诊。病史：患面部黄褐斑 2 年，加重半年，以双颧、面颊部为甚，呈褐色。经口服药物及面膜治疗效果不佳，伴有月经不定期，经行不畅，量少，色暗有血块，睡眠差，舌质淡暗，舌尖有瘀点，苔薄黄，脉弦。曾在外院做妇科 B 超未发现异常。选取面部阿是穴（皮损区）、曲池、血海、三阴交、足三里、肺俞、肝俞、太冲、行间针刺，进针得气后平补平泻，留针 30 分钟，并配合背部走罐刺络放血。治疗 1 个疗程后，面部色斑明显变淡，月经恢复正常，睡眠好。治疗 3 个疗程，面部色斑消退，随访 1 年未见复发。

按 中医认为，本病多系肝郁气结、肝失调达、郁久化热、灼伤阴血，而郁则气滞血凝，血不能上行于颜面，故气血不能上荣于面，久则导致额面色素沉着。针刺局部腧穴可以疏通面部经络，调和气血，促进病变部位的血液循环，改善组织代谢。脾胃为后天之本，故取脾经之血海，具有调血气、理血室的功效；肺俞应肺，肺主气，"气为血之帅"，与血海共行补气调血之功；曲池、足三里分别为手足阳明经之合穴，阳明为多气多血之经，故 2 穴合用共奏行气活血之效；三阴交为足太阴、厥阴、少阴之会，能通调肝、脾、肾之功能。走罐刺络疗法能起到疏通经络的作用。总之，黄褐斑的主要病机为瘀血阻滞，气血不能上荣于面，所以针刺治疗时，配合走罐刺络疗法，起到疏通经络、活血祛瘀的作用，使脉络通畅，气血上承于面，色斑消退。[针刺走罐刺络治疗黄褐斑疗效观察.中国针，2009，29（2）]

（五）注意事项

（1）日常饮食宜清淡，营养均衡，少吃肥甘厚味、辛辣刺激食物。避免长时间户外风吹日晒等。

（2）黄褐斑的发生可受多种因素影响，要积极治疗原发病。因服用某些药物或使用化妆品引起的，要停用药物及化妆品。

九、银屑病

银屑病是一种常见的慢性皮肤病，俗称牛皮癣，其特征是出现大小不等的丘疹，红斑，表面覆盖着银白色鳞屑，边界清楚，好发于头皮、四肢伸侧及背部。男性多于女性。春冬季节容易复发或加重，而夏秋季多缓解。中医称之为"白疕"。

（一）病因病机

病因：风湿热之邪外袭，或情志不遂，郁闷不舒，或紧张劳累，心火上炎，以致气血运行失职，凝滞肌肤。

病机：营血失和，经脉失疏，气血凝滞。

病位：皮肤肌表，与心，肝有关。

病性：实证，日久成虚实夹杂证。

（二）辨证

		肝郁化火	风湿蕴肤	血虚风燥
症状	主症	皮损色红	皮损呈淡褐色片状，粗糙肥厚	皮损灰白，抓如枯木，肥厚粗糙似牛皮
	兼症	心烦易怒，失眠多梦，眩晕心悸，口苦咽干	剧痒时作，夜间尤甚	心悸怔仲，失眠健忘，女子月经不调
	舌脉	舌边尖红，脉弦数	苔薄白或白腻，脉濡而缓	舌淡，脉沉细
治疗	治则	清肝泻火	疏风利湿	养血祛风润燥
	取经	足厥阴肝经、督脉为主	足太阴脾经为主	足太阳膀胱经、足阳明胃经为主

（三）治疗

【取穴】

主穴	配　穴	
	分型	取穴
阿是穴（皮损区）、大椎、陶道、曲池	肝郁化火	肝俞、大敦
	风湿蕴肤	风门、阴陵泉
	血虚风燥	膈俞、脾俞、肾俞

【方法】

（1）刺络拔罐法：先用三棱针点刺，然后拔罐 10～15 分钟，每穴以吸出 0.3～0.6ml 血液为度。每日或隔日 1 次。

（2）梅花针叩刺后拔罐法：先用梅花针叩刺，以微出血为度，然后拔罐 10～15 分钟。每日 1 次，10 次为 1 个疗程，疗程间休 3～5 日。

（四）医案

林某，女，26 岁。因周身红色丘疹，鳞屑，瘙痒 10 天来诊。检查：躯干、四肢遍布米粒大红色丘疹，表面白色鳞屑，刮之见薄膜现象及点状出血。诊断：银屑病进行期。给予放血拔罐治疗，取大椎穴、陶道、肺俞、膈俞、脾俞，施以放血拔罐治疗，隔日 1 次。4 次后丘疹颜色变暗红色，痒止，12 次后皮疹全部消退，留色素减退斑。

按　急性期银屑病，中医辨证属白疕之血热证型。治疗及时有效，可迅速控制病情且减少复发性。若治疗不当则持久难愈。本病中医认为，血热是其根本致病原因。临症应采取放血拔罐治疗急性期银屑病。因肺主皮毛，肺俞有调理肺气、调和营卫之功，脾为气血生化之源，脾俞具健脾摄血、调和营卫之功，膈俞为血会，具调和营血、理胃调肠、通经活络之功，大椎主一身之热证。点刺上述穴位，令其出血，以泻脏腑之热，令内热由表而解，拔罐加强刺血泻热之力，同时疏通经络，调和营卫，扶正祛邪而达治病之目的。[放血拔罐治疗急性期银屑病 30 例. 实用中医内科杂志，2008，22（5）]

（五）注意事项

（1）本病要坚持治疗，患者要心情舒畅，不要过度紧张。避免精神刺激。

（2）饮食宜清淡，忌食肥腻及鱼虾、海鲜等食物，忌食辛辣刺激食物，戒烟酒。加强身体锻炼，避免感受风寒。忌滥用药物。

十、痤疮

痤疮又称"粉刺"、"青春痘"，是青春期男女常见的一种毛囊及皮脂腺的慢性炎症。好发于颜面、胸背，可形成黑头粉刺、丘疹、脓疱、结节、囊肿等损害，常伴有皮脂溢出。青春期以后，大多自然痊愈或减轻。

（一）病因病机

病因：素体肺经血热，或冲任失调，或恣食膏粱厚味、辛辣之品。

病机：风热，湿热蕴于肌肤，肌肤疏泄失畅。

病位：皮肤肌表，与肺，脾，胃有关。

病性：实证。

（二）辨证

		肺经风热	湿热蕴结	痰湿凝滞	冲任失调
症状	主症	丘疹多发于颜面、胸背上部，色红	丘疹红肿疼痛，或有脓疱	丘疹以脓疱、结节、囊肿、瘢痕等多种损害为主	女性患者经期皮疹增多或加重，经后减轻
	兼症	或有痒痛	口臭、便秘、尿黄	纳呆、便溏	月经不调
	舌脉	舌红、苔薄黄，脉浮数	舌红、苔黄腻，脉滑数	舌淡、苔腻，脉滑	舌红、苔腻，脉象浮数
治疗	治则	祛风清热，凉血解毒	清热化湿，凉血解毒	化痰祛湿，凉血解毒	行气活血、调理冲任
	取经	手阳明大肠经、手太阴肺经、局部取穴为主	手阳明大肠经、足阳明胃经、局部取穴为主	手阳明大肠经、足太阴脾经、局部取穴为主	足太阴脾经、局部取穴为主

（三）治疗

【取穴】

主穴	配穴	
	分型	取穴
曲池、委中、大椎、三阴交	肺经风热	身柱、肺俞、风门
	湿热蕴结	足三里、阴陵泉
	痰湿凝滞	脾俞、丰隆
	冲任失调	血海、膈俞

【*方法*】

（1）刺络拔罐法：先用三棱针点刺，以微出血为度，然后拔罐15～20分钟，隔日1次，10次为1个疗程。

（2）梅花针叩刺后拔罐法：先用梅花针叩刺，以微出血为度，然后拔罐15～20分钟。隔日1次，10次为1个疗程。

（3）针刺后拔罐法：先用毫针刺入，得气后用提插捻转泻法行针，留针10～15分钟后再拔罐10分钟。每周2次，6次为1个疗程。

（四）医案

患者，女，25岁，2010年8月16日初诊。主诉：面部起皮疹3年余。现症：面部皮肤油腻发亮，前额、面颊、后背散在大小不等的红色毛囊性丘疹，局部有较多脓头。伴红、肿、热、痛，腹胀，纳差，大便2～3日1次。舌质红，苔黄腻，脉滑数。西医诊断：痤疮。中医诊断：痤疮，证属脾胃湿热。予刺络拔罐配合针灸治疗，刺络拔罐选取大椎穴、胃俞穴，针刺选取合谷穴、曲池穴、三阴交穴、丰隆穴、足三里穴、内庭穴。10次为1个疗程。治疗1个疗程后，患者面部油腻有所减少，偶有少量新皮疹出现，局部及后背红肿、疼痛明显减轻。继续治疗2个疗程，患者面部油腻消失，皮疹消退，局部及后背无压痛。

按 刺络拔罐法具有泄热凉血解毒的作用，可以减少痤疮患者面部的皮损，改善皮损的严重程度，减轻炎症，使痤疮后期色素沉着减退、毛孔收缩变小。大椎属督脉，乃诸阳之穴，刺络拔罐大椎穴可清热解毒，活血化瘀，有治本之功效；加用胃俞穴可增泻热之力；阳明经为多气多血之经脉、上循行于头面，针刺阳明经穴（曲池、合谷、足三里）可清热解毒凉血，调整面部气血。诸穴合而治之，刺络拔罐与针刺疗法合用，可调节脏腑气血功能，从而使热清毒解、疮消肿化、气机畅达、气血调和，达到标本兼治的目的。[刺络拔罐配合针刺治疗痤疮45例．中医研究，2011，24（7）]

（五）注意事项

（1）日常饮食避免过食糖类、脂肪食物，忌食油炸、辛辣刺激食物。多食蔬菜、水果，保持消化道通畅。

（2）平时要用温水及肥皂洗脸，减少堵塞毛孔之油脂，切忌挤压患处。

十一、阑尾炎

阑尾炎是外科常见病，属于中医学"肠痈"的范畴。急性阑尾炎多由于阑尾管腔阻塞，细菌入侵所致；慢性阑尾炎大多数由急性阑尾炎转变而来。

（一）病因病机

病因：饮食失节，饱食后剧烈运动，寒温失调，肠腑传导功能失常。

病机：气机壅塞，久则肠腑化热，热瘀互结，致血败肉腐而成痈脓。

病位：大肠。

病性：实热证。

（二）辨证

		气滞血瘀	瘀滞化热	热盛酿脓
症状	主症	腹痛开始在上腹部或脐周，逐渐转移至右下腹，疼痛程度也逐渐加剧，部位固定且拒按	右下腹疼痛固定不移，呈跳痛或刺痛性质，可触及包块，有明显压痛和反跳痛	疼痛剧烈，部位固定，压痛及反跳痛明显，可触及包块
	兼症	轻度发热恶寒、恶心呕吐	发热口干，脘腹胀满便秘溲赤	壮热，恶心，呕吐，便秘或腹泻，小便短赤
	舌脉	苔白腻，脉弦紧	舌红，苔黄腻，脉弦滑数	舌红绛而干，脉洪数
治法	治则	清热活血行气，通腑散结止痛	清热化瘀散结，行气导滞	清热解毒，导滞散结
	取经	足阳明胃经、手阳明大肠经、任脉为主	足阳明胃经、手阳明大肠经、足太阳膀胱经为主	足阳明胃经、足太阳膀胱经、手少阳小肠经为主

（三）治疗

【取穴】

主穴	配穴	
	分型	取穴
上巨虚、天枢、足三里、阑尾穴、中脘	气滞血瘀	合谷、血海
	瘀滞化热	大肠俞、合谷
	热盛酿脓	大肠俞、支沟、大椎

【方法】

(1) 针刺后拔罐法：先用毫针刺入，针后拔罐，留罐 15～20 分钟。每日或隔日 1 次。

(2) 刺络拔罐法：先用三棱针点刺穴位后，留罐 15～20 分钟。每日 1 次。

（四）医案

关某某，女，17 岁，学生。1990 年 5 月 10 日来诊。主诉：右下腹疼痛 7 小时。早饭后急走上学，到校后即觉上腹疼痛，阵发性加重，2 小时后转至右下腹疼痛，呈持续性，伴恶心呕吐。检查：血压 90/60mmHg，心肺听诊无异常，右下腹麦氏点压痛（＋＋），反跳痛（＋），轻度肌紧张，腰大肌征（＋），X 线腹部平片无异常发现。血常规：白细胞 12.6×10^9/L，中性粒细胞 82%，淋巴细胞 18%，红细胞 3.9×10^{12}/L，血红蛋白 125g/L。诊断：急性阑尾炎。治疗选穴：①府舍（右）、腹结（右）、阑尾穴（双）。②大横（右）、阿是穴、阑尾穴（双）。操作：所选穴位常规消毒后，用三棱针快速点刺 5～10 下后，立即拔以火罐，15 分钟后起罐。取第①组主穴，术毕，病人右下腹疼痛大减，可下地行走。次日，取第②组主穴，术毕，病人症状、体征基本消失。3 日，再取第①组主穴，病人症状、体征完全消失。4 日复查血常规：白细胞 7.6×10^9/L，中性粒细胞 70%，淋巴细胞 28%，单核细胞 2%；红细胞 4.0×10^{12}/L，血红蛋白 129g/L，痊愈。1 个月后随访病人无复发。

按 阑尾炎多由饮食不节，或饭后急暴奔跃，或寒温失调，影响胃肠运化，引起湿热积滞，肠腑壅热，气血瘀滞而成，"不通则痛"。府舍系足太阴经、厥阴经与阴维脉交会穴，大横系足太阴经与阴维脉交会穴，并且与腹结、阿是穴同位于病变临近处，善治积聚腹痛。阑尾穴系经外奇穴，是治疗"肠痈"之经验救穴。用三棱针点穴刺络可以起到泻邪之用。拔火罐可疏通经络，活血化瘀。两者配合有开豁毛窍，镇痛消炎的功效。其优点在于轻泻其邪气，不伤其正气。[刺络拔罐法治疗急性阑尾炎 46 例临床观察. 中国针灸，1993，13（6）]

（五）注意事项

(1) 慢性阑尾炎局部可配合艾条温和灸或隔姜灸。

(2) 治疗期间应以清淡流质饮食为主。

(3) 病情发展，如已化脓、穿孔，须转外科手术治疗。

十二、疔疮

疔疮是外科常见的急性化脓性疾病，因其初起形小根深，坚硬如钉，故名。根据其发病部位和形状的不同而有不同的名称。如生于人中部位的"人中疔"、生于颏部的"承浆疔"、生于迎香穴附近的"迎香疔"、生于口唇部的"唇疔"、生于指甲旁的"蛇眼疔"、生于掌心的"托盘疔"、生于足心的"涌泉疔"、发于四肢呈红丝显露的"红丝疔"。

（一）病因病机

病因：恣食膏粱厚味、醇酒辛辣，脏腑火毒积热结聚；或感受火热毒邪。

病机：火热之毒结聚于肌肤，经络气血凝滞。

病位：人中、颏部、鼻翼、口唇、指甲旁、掌心、足心、四肢等部。

病性：实热证。

（二）辨证

		火毒炽盛	火毒入营	疔疮走黄
症状	主症	患处皮肤突然出现粟米样红疔，根深坚硬，状如钉头且红肿热痛		疔顶忽然陷黑无脓，肿势软漫，迅速向周围扩散，边界不清，皮色由焮红转为暗红
	兼症	发热口渴，头晕耳鸣，便干，溲赤	烦躁不安，口干口苦，面红目赤，便秘溲赤	头痛、烦躁、胸闷、四肢酸软无力；或伴恶心、呕吐、口渴喜饮、便秘腹胀或腹泻；或伴咳嗽、气喘、胁痛、痰血。病情严重者，可出现神昏谵语、痉厥等症状
	舌脉	舌红苔黄，脉数	舌红苔黄，脉弦滑数	舌苔厚腻，脉数
治疗	治则	清热解毒，消肿止痛	清热凉血，消肿止痛	清热解毒，醒神开窍
	取经	督脉、手阳明大肠经为主	督脉、足太阳膀胱经为主	督脉、任脉为主

（三）治疗

【取穴】

取阿是穴、大椎、肝俞、肾俞。

【方法】

（1）在疔疮病灶处及其附近位置上罐，排除脓栓，直至肿消脓除痊愈。

（2）单纯拔罐法：留罐30分钟左右。

（四）注意事项

（1）治疗期间饮食宜清淡，多食蔬菜、瓜果之类，忌食辛辣、肥甘油腻之品。

（2）多饮水或绿茶，保持大便通畅。

十三、乳腺炎

乳腺炎即乳腺的急性化脓性感染，以乳房红肿疼痛为主要特征。好发于产后3~4周内的初产妇。属于中医学"乳痈"的范畴（发于妊娠期的称为"内吹乳痈"；发于哺乳期的称为"外吹乳痈"）。

（一）病因病机

病因：忧思恼怒，肝郁化火；恣食辛辣厚味、湿热蕴结于胃络；乳房不洁；火热邪毒内侵。

病机：乳络闭阻，郁而化热，积脓成痈。

病位：乳房，与胃，肝有关。

病性：实证为主，日久可成虚实夹杂证。

（二）辨证

		气滞热壅（初期）	热毒炽盛（成脓期）	正虚邪恋（溃脓期）
症状	主症	患侧乳汁瘀积，乳房局部皮肤微红，肿胀热痛，触之有肿块	乳房内肿块逐渐增大，皮肤灼热焮红，触痛明显，持续性、波动性疼痛加剧	约经10天左右，脓肿形成，触之有波动感，经切开或自行破溃出脓后寒热渐退，肿消痛减，疮口渐愈合；如脓肿破溃后形成瘘管，或脓流不畅、肿势和疼痛不减，病灶可能波及其他经络，形成"传囊乳痈"
	兼症	发热、口渴、纳差	高热、口渴、小便短赤、大便秘结	全身乏力、面色少华、纳差
	舌脉	苔黄，脉数	舌红、苔黄腻，脉洪数	舌淡、苔薄，脉弱无力
治疗	治则	清热散结，通乳消肿	泻热解毒，通乳透脓	补益气血，调和营卫
	取经	足阳明胃经、足厥阴肝经、手阳明大肠经为主	足阳明胃经、足厥阴肝经、督脉为主	足阳明胃经、足太阴脾经为主

（三）治疗

【取穴】

主穴	配穴	
	分型	取穴
乳房脓肿局部、患侧乳房相对应的背部、肩井、乳根、肺俞、膻中	气滞热壅	合谷、太冲、曲池
	热毒炽盛	大椎、曲池、内庭
	正虚邪恋	胃俞、足三里、三阴交

【方法】

（1）走罐法：嘱病人坐在椅子上，面向椅背，背向术者。在拔罐部位涂一些液体石蜡油，将直径2寸的玻璃火罐拔在消毒好的背部，上下移动4次。局部见瘀点后，取下火罐，用消毒纱布擦干即可。每日1次。适用于初期（即炎症期）。

（2）单纯拔罐法：适用于初期（即炎症期），留罐10~20分钟。每日1次。

（3）刺络拔罐法：适用于成脓期，先用三棱针或火针在乳房中下方刺入3~4针，然后再于针眼上拔罐，10~30分钟。每日1次。

（4）梅花针叩刺后拔罐法：先用梅花针叩刺，以微出血为度。然后拔火罐5~10分钟，每日1次。

（5）针刺后拔罐法：先用毫针刺，强刺激，不留针，针后拔罐10~15分钟。每日1次。

（6）出针罐法：若乳房已化脓，选用火针刺入脓肿波动感最明显处的脓腔内，稍停片刻后再缓慢出针，然后选用口径与脓肿相当或较大的罐具，吸拔在刺点处，留罐2~3分钟，起罐后擦净脓血，外敷消炎纱条，每日换药1次。

（四）医案

李某，女，32岁，农民，哺乳期。因左侧乳房红肿，疼痛1周，加重2日，于2001年7月6日就诊。现病史：1周前因哺乳时体位不当使左侧乳房受到挤压而疼痛，随到附近诊所给以抗生素治疗，略有好转，于两天前突然肿痛加剧，继以原方治疗，效不佳。经人介绍来我科要求刺络拔罐治疗。诊见：左侧乳房红肿、寒战、高热、全身酸痛不适。查：体温39.5℃，左侧乳房红肿，乳头左下极有结块6cm×3cm，触痛明显，无波动，结块周围青筋突显，同侧腋窝下淋巴结肿大，触痛，脉弦滑，舌苔黄腻质紫暗。治疗方法：取仰卧位，令患者暴露病变部位，在病变附近瘀阻较明显的静脉处，常规消毒，用三棱针点刺，让瘀血自然流出，随即在刺处拔上火罐，观察瘀血流出情况，一般出血量为 10～15ml 为宜。同时配同侧曲泽穴或其周围瘀阻明显的静脉处刺络拔罐，出血量以 10～20ml 为宜，隔 3 日治疗 1 次。采用上法治疗，放出瘀血约 30ml，复在其曲泽穴附近刺拔出瘀血约 15ml。患者即感局部轻松，乳房肿胀感明显减轻。3 日后复诊，体温已正常，乳房肿痛消失，仍有 3cm×2cm 的结块，再以前法治疗 2 次痊愈。

按 中医学认为乳腺炎是以风热之邪侵袭人体，热邪入里，复加情志不畅，意外挤压等致使郁阻乳络，脉络不通，气血瘀滞，乳汁壅聚而成。采用刺络拔罐使瘀血排出，而达到通乳络、祛瘀血、散结滞、消炎症的作用。[*刺络、拔罐治疗急性乳腺炎 76 例. 河南中医，2006，26（2）*]

（五）**注意事项**

（1）拔罐疗法适用于乳腺炎早期，严重溃脓者要采取手术治疗。

（2）哺乳期，养成定时哺乳的习惯，每次应将乳汁排空；断乳时不要突然中断哺乳，要逐步减少哺乳时间，让乳房有一个逐渐的生理调适过程。

（3）患者要注意乳房卫生，不要挤压碰撞。保持心情舒畅。在拔罐治疗同时，可配服清热解毒中药和使用抗生素类药物。

十四、乳腺增生

乳腺增生是以乳房疼痛、肿块为主要特点的内分泌障碍性疾病。主要由于女性激素代谢障碍，尤其是雌、孕激素比例失调，使乳腺实质增生过度和复旧不全，或部分乳腺实质成份中性激素受体的质和量的异常，使乳房各部分的增生程度参差不齐所致。部分患者的病情与月经周期有关。本病属于中医学"乳癖"、"乳痰"、"乳核"范畴。

（一）**病因病机**

病因：情志忧郁；冲任失调。

病机：肝郁气结，化火生痰，或冲任失和，气血阻滞，致痰瘀凝结。

病位：乳房，与肝，脾有关。

病性：实证，或虚实夹杂证。

（二）辨证

		肝郁气滞	痰湿阻络	冲任失调
症状	主症	乳房肿块和疼痛随喜怒消长	乳房肿块坚实	多见于中年妇女，乳房肿块和疼痛在月经前加重，经后缓解
	兼症	急躁易怒、胸闷胁胀、心烦、口苦、喜叹息、经行不畅	胸闷不舒，恶心欲呕，头重身重	腰酸乏力、神疲倦怠、月经失调、色淡量少
	舌脉	苔薄黄，脉弦滑	苔腻，脉滑	舌淡，脉沉细
治疗	治则	疏肝理气，通络止痛	化痰散结，化瘀通络	调理冲任，软坚散结
	取经	足阳明胃经、足厥阴肝经为主	足阳明胃经为主	足阳明胃经、足太阳膀胱经、足太阴脾经为主

（三）治疗

【取穴】

主穴	配穴	
	分型	取穴
病侧背部乳房相对应的压痛敏感点、天宗、库房、乳根、膻中	肝郁气滞	太冲、肩井
	痰湿阻络	内关、中脘、足三里
	冲任失调	关元、三阴交、肝俞、肾俞

【方法】

（1）单纯拔罐法：留罐 10~15 分钟。月经前 1 周治疗，应为每日或隔日 1 次，其他时间治疗为隔 3~4 日 1 次。

（2）挑罐法：每月月经前数日和月经干净后约 2 周行挑罐法，先用三棱针在穴位上点刺或挑穴，然后将罐吸拔在穴位上，留罐 10~15 分钟，每周 2 次。

（3）走罐法：患者俯卧，暴露腰背部，局部涂适量的润滑油，选择适当大小的火罐，用闪火法将罐吸拔于穴位上，然后沿足太阳膀胱经和督脉在腰背部推拉火罐，至局部皮肤起丹痧点为度。每周 1~2 次，10 次为 1 个疗程。

（四）医案

蒋某，女，35 岁，主诉：左侧乳房胀痛 2 年余，加重半年。患者 2 年前出现左侧乳房胀痛，月经前及生气时加重，经期后减轻。曾于外院行 B 超诊断为乳腺增生，未进行系统治疗。近半年来月经前 10 天左右出现左侧乳房胀痛，并向左侧腋窝处放射。查体：左侧乳房外侧可扪及大小 2.0cm×2.5cm 肿块，质软可移动，边界弥漫，与周围组织无粘连。表面皮不红，乳头无溢液，压痛。治疗方法：在天宗穴常规消毒。用一次性注射针头（5 号半）散刺穴位局部，根据穴位皮下组织的厚薄，可选用直刺或斜刺手法进针，深 1.5～3cm，以刺破表皮，让血液顺着针孔自然流出。放血完毕后，迅速在放血穴位局部拔罐，以每穴出血 3～5ml 为度，起罐后无菌干棉球擦拭干净即可。于月经后第 6～8 天、13～15 天、22～27 天各治疗 1 次，3 次为 1 疗程。采用上述方法于月经前治疗 1 次后，自述乳房胀痛症状明显减轻。治疗 4 次后，乳房胀痛症状消失，患者再次查乳腺 B 超，B 超示乳腺结节消失。

按 乳腺增生病属中医学乳癖、乳痰、乳核范畴，本病多由于情志不遂，肝郁气滞，气血凝结乳络；思虑伤脾，脾失健运，痰湿内生，气滞痰凝瘀血结聚形成肿块；冲任失调，使气血瘀滞，或阳虚痰湿内结，经脉阻塞而致。点刺放血具有活血行气、消肿止痛、泻热开窍等作用，同时拔罐的罐内负压作用及其本身的温热反应，可以温经散寒、活血通络、消肿止痛，两者相结合，可以使瘀血除，新血行，经络通，郁结散，从而达到通则不痛的目的。天宗穴乃手少阳之穴，可调气血，通乳络，散瘀结，善治乳房病变，所以天宗穴刺络拔罐对于乳房部的气血瘀滞有很好的疗效。[**天宗穴刺络拔罐治疗乳腺增生 20 例 . 针灸临床杂志，2011，27（2）**]

（五）注意事项

（1）调节心情，舒缓精神压力，心态平和。

（2）合理膳食，营养均衡，忌食生、冷、辛辣刺激食物。

（3）定期检查，早发现，早治疗。

十五、痔疮

凡是直肠下段黏膜和肛管皮肤下的静脉丛瘀血、扩张和屈曲所形成的柔软静脉团都称为"痔"。

（一）病因病机

病因：脏腑本虚，兼久坐久立，负重远行；或饮食失调，嗜食辛辣肥甘；或长期便秘、泄痢；或劳倦、胎产。

病机：肛肠气血不调，络脉瘀滞，蕴生湿热而成。

病位：肛门。

病性：虚实夹杂，热证多见。

（二）辨证

症状		气滞血瘀	湿热瘀滞	脾虚气陷
症状	主症	肛内有肿物脱出，肛管紧缩，坠胀疼痛，甚或嵌顿	便血鲜红，便时肛内有肿物脱出，可自行还纳	便时肛内有肿物脱出，不能自行还纳，便血色淡，肛门下坠
	兼症	肛缘水肿，触痛明显，大便带血	肛门坠胀或灼热疼痛，腹胀纳呆	少气懒言，面色少华，纳少便溏
	舌脉	舌暗红，苔白或黄，脉弦细涩	舌红，苔黄腻，脉滑数	舌淡，苔白，脉细弱
治疗	治则	行气活血	清热利湿	健脾益气，升阳举陷
	取经	督脉、足太阳膀胱经、足厥阴肝经为主	督脉、足太阳膀胱经、足太阴脾经为主	督脉、足太阳膀胱经、足阳明胃经、任脉为主

（三）治疗

【取穴】

主穴	配穴	
	分型	取穴
大肠俞、承山、气海、委中、会阳	气滞血瘀	白环俞、膈俞
	湿热瘀滞	三阴交、阴陵泉
	脾虚气陷	脾俞、足三里

【方法】

（1）留针拔罐法：施罐前先在穴位上针刺，待得气后，立即用闪火法将罐吸拔在针刺部位，留罐10～20分钟，每日1次，6次为1个疗程。

（2）刺络拔罐法：先用三棱针垂直快速点刺0.5～1cm，进针后将针体左右摇摆拨动5～6次，同侧下肢有明显酸胀放射感时起针，再用闪火法将罐吸拔于针眼处，留罐20分钟。起罐后，用75%酒精棉球压迫针眼，以胶布固定。每隔3日1次，3次为1个疗程。

（3）单纯拔罐法：留罐15～20分钟。每日或隔日1次，5次为

1 个疗程。

（4）针刺后拔罐法：先用毫针刺入，出针后留罐 15～20 分钟。每日或隔日 1 次。

（5）挑刺拔罐法：术者左手将局部皮肤捏紧，右手持三棱针对准挑刺点快速进针，挑破络脉后，拔上火罐，留罐 10～15 分钟。起罐后，将拔出的瘀血擦净即可。每日 1 次，5 次为 1 个疗程。

（四）医案

王某，男性，31 岁。患混合痔 8 年，近几年来加重，肛周可见 3 个直径近 1cm 大小的团块，呈暗紫色，质硬拒按，疼痛难忍。治疗方法：患者俯卧位并露出臀部。取穴长强、大肠俞及足三里穴，依次在各穴上用罐疗器抽吸。吸力大小依患者耐受程度而定。每次拔 15 分钟，每日 1 次。按上述方法予拔罐 2 次后疼痛消失，团块缩小，活动自如。

按 痔疮是直肠黏膜下和肛管皮肤下直肠静脉丛瘀血、扩张和屈曲而形成的柔软静脉团。本病常可合并出血、栓塞或团块脱出等并发症，常因饮食、情绪波动、工作劳累而加重。拔罐疗法能直接减轻局部压力，改善局部血液循环，祛除瘀血，使经络气血重新通畅，从而使症状减轻。[拔罐治疗痔疮合并感染. 中国民间疗法，2001，9（12）]

（五）注意事项

（1）本病患者平素宜多食新鲜蔬菜、水果和粗纤维食物，忌食辛辣。

（2）加强提肛功能锻炼，养成定时大便习惯，以保持大便通畅，防止便秘。

（3）治疗期间忌食生、冷、辛辣刺激食物，忌久坐、久站、劳累、负重。

十六、脱肛

脱肛是直肠黏膜部分或全层脱出肛门之外，相当于西医学的"直肠脱垂"。

（一）病因病机

病因：小儿气血未充、肾气不足；老人气血衰弱、中气不足，多产妇女耗精伤血、肾气亏损；或久泄、久痢或久咳。

病机：虚证多为脾气亏虚，中气下陷；实证多为湿热蕴结，下注大肠，络脉瘀滞。

病位：大肠。

病性：虚证为主。

（二）辨证

症状		脾虚气陷	肾气不固	湿热下注
症状	主症	脱肛遇劳即发，便时肛内肿物脱出，色淡红	脱肛每遇劳累即发或加重，肛内肿物脱出，肛门坠胀，肛门松弛	肛门肿物脱出，色紫暗或深红
	兼症	有肛门坠胀、神疲乏力、食欲不振、面色萎黄、头晕心悸	腰膝酸软，头晕耳鸣	肛门红肿痛痒，大便时肛门灼热、坠痛
	舌脉	舌淡、苔薄白，脉细弱	舌淡、苔薄白，脉沉细	舌红、苔黄腻，脉弦数
治疗	治则	补中益气	培元固本	清利湿热，提托止痛
	取经	足太阴脾经、督脉为主	足少阴肾经、任脉为主	督脉为主

（三）治疗

【取穴】

主穴	配穴	
	分型	取穴
次髎、足三里、大肠俞、肾俞、关元、神阙及病理反应点	脾虚气陷	脾俞、百会、长强
	肾气不固	气海、命门
	湿热下注	天枢、承山

【方法】

（1）单纯拔罐法：吸拔于穴位上，留罐15分钟，每日1次。

（2）挑刺拔罐法：在腰骶段脊柱两侧华佗夹脊和膀胱经内侧循行线上寻找病理反应点，然后用三棱针挑刺，再用闪火法将罐吸拔在挑刺部位上，留罐10~15分钟，每周1次，每次选挑2~3个反应点（即压痛敏感点）。同时配合淘米水坐浴，将米水煮沸，待温坐浴15~20分钟，每日1次。

（3）灸罐法：留罐10~15分钟，起罐后用艾条悬灸5~10分钟。每日或隔日1次，5次为1个疗程。

（4）刺络拔罐法：先用三棱针点刺穴位后，留罐10~15分钟。

隔日 1 次，5 次为 1 个疗程。

（四）**注意事项**

（1）治疗期间忌食肥甘厚味、辛辣刺激食物，饮食宜清淡，多吃蔬菜、水果及粗纤维食物，要保持大便通畅，避免过于劳累。

（2）避免过度用力和负重，经常做提肛锻炼，以增强肛门括约肌的功能。

十七、胆石症

胆石症是指发生在胆囊或胆管的结石，为外科常见病、多发病。属于中医学"胁痛"、"黄疸"、"胆心痛"、"胆胀"等范畴。

（一）**病因病机**

病因：肝失条达，胆失疏泄通降。

病机：胆汁排泄不畅，瘀积日久化热，湿热蕴结，煎熬胆液则成砂石。

病位：主要在肝，胆，与脾、胃、肾有关。

病性：病变初期以实证为主，日久可转为虚证。

（二）**辨证**

		肝胆气滞	肝胆湿热	肝肾阴虚
症状	主症	右胁及剑突下胀痛或绞痛，疼痛每因情志而增减	胁肋刺痛，呈持续性加剧	胁肋隐痛，绵绵不已，遇劳加重
	兼症	嗳气频作、口苦、胸闷、纳差	恶寒发热、口苦、心烦、厌食油腻食物、恶心、呕吐，或目黄、身黄、小便黄赤、大便秘结	口干咽燥，头晕目眩，神疲乏力
	舌脉	苔薄白，脉弦	舌质红苔黄腻，脉滑数	舌红少苔，脉细
治疗	治则	疏肝理气	清热利湿	补益肝肾、利胆排石
	取经	足少阳胆经、足厥阴肝经为主	足少阳胆经、足厥阴肝经为主	足少阳胆经、足厥阴肝经、足少阴肾经为主

（三）治疗

【取穴】

主穴	配穴	
	分型	取穴
天宗、胆俞、中脘、胆囊穴	肝胆气滞	内关、支沟
	肝胆湿热	行间、侠溪
	肝肾阴虚	太溪、三阴交

【方法】

（1）刺络拔罐法：先用三棱针点刺各穴，然后用闪火法将罐吸拔在点刺的穴上，留罐 5 ~ 10 分钟，每日 1 次。

（2）挑刺走罐法：在膈俞至肾俞段进行，先将润滑剂涂在皮肤上，然后进行走罐，待皮肤潮红出现瘀点后，用三棱针挑刺明显的瘀点，再在针挑部施闪罐法 5 ~ 6 次，隔日 1 次。

（四）注意事项

本病治疗期间，忌食生冷油腻，注意休息，同时可配合服用中西药治疗。

十八、泌尿系结石

人体肾盂、输尿管、膀胱、尿道出现的结石，统称为泌尿系结石。泌尿系结石又称尿路结石，是最常见的泌尿外科疾病之一。尿石症是全球性的常见病，在我国的发病率也较高，且多发于青壮年，男性多于女性。本病与长期卧床、梗阻和感染等有关。

（一）病因病机

病因：禀赋不足，或房劳过度、久病致肾虚；或感受外来湿热之邪，或饮食不节，嗜食辛辣肥甘醇酒之品。

病机：膀胱气化不利，或湿热内生，蕴结膀胱，煎熬尿液，炼结为石。

病位：肾，膀胱。

病性：实证，日久可成虚证。

（二）辨证

症状		气滞血瘀	湿热蕴结	脾肾两虚
症状	主症	尿涩痛不畅或突然中断，疼痛加剧，上连腰腹，石出后痛减	腰痛，少腹急满，或向阴部放射	结石久停，小便不畅
	兼症	腰部隐痛而胀，小腹胀满隐痛，血尿或见血块	小便浑赤，尿急频涩热痛，尿中带血，有时杂有砂石	腰背酸重疼痛，两腿酸软无力，夜尿多，神疲乏力，饮食欠佳，脘腹胀满，大便溏薄
	舌脉	舌暗红或有瘀斑、苔黄，脉弦紧或沉涩	舌红苔黄腻，脉弦数或滑数	舌淡苔白，脉沉细
治疗	治则	行气活血，通淋排石	清热利湿，通淋排石	温补脾肾，利尿排石
	取经	足少阴肾经、足太阳膀胱经为主	足少阴肾经、督脉为主	足太阴脾经、任脉为主

（三）治疗

【取穴】

主穴	配　穴	
	分型	取穴
肾俞、膀胱俞、关元、中极、三焦俞	气滞血瘀	膈俞、中脘
	湿热蕴结	阴陵泉、三阴交
	脾肾两虚	脾俞、太溪

【方法】

（1）留针拔罐法：先用毫针刺入，然后将罐吸拔于针刺部位，留罐20～30分钟，每日1次。

（2）单纯拔罐法：留罐15～20分钟，每日1次。

（3）针刺后拔罐法：先用毫针刺入，针后拔罐，留罐15～20分钟，每日1次。

（4）针灸拔罐法：先用毫针作轻刺激，用泻法，针后或留针拔罐10～15分钟。起罐后，再用艾条灸治之。每日或隔日1次。

（四）注意事项

本病治疗期间要求病人多饮水以增加尿量及多做跑跳运动。

十九、流行性腮腺炎

流行性腮腺炎是病毒引起的急性腮腺非化脓性传染病，以耳下腮部肿胀疼痛为主要特征。

（一）病因病机

病因病机：时行温热疫毒之气或外感风温邪毒从口鼻而入，挟痰火壅阻少阳、阳明之脉，郁而不散，结于腮部所致。

病位：足少阳胆经、足阳明胃经。

病性：热证。

（二）辨证

		热毒袭表	火毒蕴结	热毒攻心	毒邪下注
症状	主症	耳下腮部漫肿疼痛，皮色不红，压之有弹性感，张口困难，咀嚼不便	腮部漫肿，疼痛较重、拒按，张口不便，咀嚼困难	腮部肿胀，高热，头痛	腮部肿胀，发热，烦躁
	兼症	恶寒发热、咽红等全身轻度不适	壮热、头痛、烦躁、咽喉肿痛、大便干结、小便短赤	烦躁不安，神疲嗜睡，颈项僵强，呕吐，甚则神昏不语，四肢抽搐	口苦咽干，男性睾丸肿痛，女性少腹痛
	舌脉	舌尖红、苔薄白或微黄，脉浮数	舌红、苔黄腻，脉弦数或滑数	舌红绛、苔黄燥，脉弦数	舌红、苔黄，脉弦数
治疗	治则	清热解表、疏风散毒、消肿止痛	泻火解毒、软坚散结、消肿止痛	醒神开窍、熄风镇痉	清肝化瘀、消肿止痛
	取经	手足少阳、阳明经	手足少阳、阳明经、督脉	手足少阳、阳明经、督脉	手足少阳、阳明经、足厥阴经

（三）治疗

【取穴】

主穴	配穴	
	分型	取穴
患部（腮腺红肿处）、翳风、颊车、合谷	热毒袭表	风府、身柱、中渚
	火毒蕴结	大椎、曲池、少商
	热毒攻心	百会、水沟
	毒邪下注	血海、三阴交、太冲

【方法】

（1）单纯拔罐法：视患部大小，选用口径不同的火罐，先在患部涂一层薄凡士林，随即将火罐扣上，留罐 5～10 分钟。每日 1 次。

（2）刺络拔罐法：先用三棱针点刺，挤出血后，留罐 15～20 分钟，每日或隔日 1 次。

（3）梅花针叩刺后拔罐法：先用梅花针叩刺后，以微出血为度。留罐 15～20 分钟，每日或隔日 1 次。

（4）针刺后拔罐法：以毫针用泻法针刺，留针 20～30 分钟，出针后进行拔罐，留罐 15～20 分钟，每日 1 次。

（四）医案

李某，男，12 岁，学生。患急性腮腺炎。曾在某医院静脉滴注庆大霉素，口服板兰根冲剂，效不明显，乃来本院针刺治疗。查：患者左右耳下、下颌角后焮热肿痛，腮部发硬，状如鸡卵，张口、咀嚼困难，只能进流食。伴有全身恶寒发热，烦躁口渴咽红，便干，溲黄，舌红，苔黄脉数。先以三棱针点刺腮腺局部肿胀硬结，后以火罐拔在点刺处，流出黏稠血液约 4～5ml。次日 2 诊：察其腮腺肿大消除大半，并局部明显变软，继以翳风、天容穴针刺，起针后又渗出血数滴。第 3 日来诊：腮腺已消失，全身症状改善，但食欲较差，针刺足三里、合谷善后，诸症消失而愈。

按 急性腮腺炎，中医学称为"痄腮"，以瘟热疫毒夹痰火壅阻少阳经脉，郁而不散，结于腮颊，络脉壅滞，气血流通受阻，故使腮颊部漫肿坚硬作痛。采用三棱针点刺、梅花针叩刺，再行拔罐术，加强了刺血疗法的作用。本法即可清热解毒，又能通络消肿，使瘀血热邪随血泻出，故获效迅捷。[*刺络拔罐法治疗腮腺炎 45 例. 新疆中医药，1992，（1）*]

（五）**注意事项**

（1）要卧床休息，减少活动。饮食宜清淡，以流食或软食为宜，避免酸性食物，用温盐水清洗口腔。

（2）由于此病易合并睾丸炎或卵巢炎，发病后应及时治疗，并可配合中西药物治疗。

二十、丹毒

丹毒是指皮肤突发灼热疼痛、色如涂丹的急性感染性疾病。生于下肢者称"流火";生于头面者称"抱头火丹";新生儿多生于臀部,称"赤游丹"。相当于西医的急性网状淋巴管炎。

(一) 病因病机

血分有热,外受火毒,热毒搏结,蕴阻肌肤,不得外泄;皮肤黏膜有损伤,火毒之邪乘虚而入引起。

病位:下肢、头面部。

病性:实热证。

(二) 辨证

		风热上扰	湿热蕴结	胎火蕴毒
症状	主症	通常发生于头面部。病损局部焮红灼热、肿胀疼痛,甚则发生水疱	多发生于下肢。病损部焮红肿胀,灼热疼痛,亦可见水疱紫斑,甚至结毒化脓,皮肤坏死	常见于新生儿。多发生于脐周、臀腿之间。皮损局部红肿灼热,呈游走性
	兼症	恶寒发热、骨节疼痛、纳差、溲赤、便秘、眼胞肿胀难睁	发热、心烦、口渴、胸闷、关节肿痛、小便黄赤	伴壮热、烦躁、呕吐
	舌脉	舌红、苔薄黄、脉浮数	苔黄腻、脉浮数	舌红、苔黄、指纹紫黑
治疗	治则	疏风散邪、泻火解毒、凉血化瘀	清热化湿、泻火解毒、凉血化瘀	泻火解毒、凉血化瘀
	取经	病损局部、手阳明大肠经、足太阳膀胱经、督脉	病损局部、手阳明大肠经、足阳明胃经、足太阴脾经	病损局部、手阳明大肠经、手厥阴心包经、督脉

(三) 治疗

【取穴】

主穴	配穴	
	分型	取穴
阿是穴、膈俞、大椎、委中、血海	风热上扰	曲池、风门
	湿热蕴结	阴陵泉、内庭、丰隆
	胎火蕴毒	中冲、水沟

【方法】

(1) 刺络拔罐法:用三棱针快速点刺,以微出血为度,然后拔罐10~15分钟,以每穴出血量约0.5~1ml为度。隔日1次,5次为1个疗程。

（2）梅花针叩刺后拔罐法：先用梅花针叩刺，然后拔罐 10～15 分钟。隔日治疗 1 次。

（3）针刺后拔罐法：先以毫针用泻法针刺，然后拔罐 5～10 分钟。隔日 1 次，5 次为 1 个疗程。

（4）单纯拔罐法：留罐 10～20 分钟。每日或隔日 1 次，5 次为 1 个疗程。

（四）医案

患者，男，71 岁，1998 年 6 月 15 日就诊。右下肢发热、红肿、疼痛 2 天。患者于 1995 年 4 月丹毒发作，收住某医院，给予青霉素静脉滴注抗感染治疗。2 星期后，症状控制出院，后于 1996 年和 1997 年共发作了 3 次。1996 年发作后合并溃疡，溃疡一直有炎性渗出液，迁延不愈。检查见右侧小腿灼热红肿，胫侧为重，面积达 9cm×10cm，边界清且边缘隆起。内踝上约 3cm 处有 1cm×1.5cm 溃疡。诊断为下肢丹毒，给予七星针叩刺后拔罐。第 1 次拔罐，共取出微黄混浊液体约 100ml，后取出液体逐渐减少。1 星期后发热红肿疼痛均消失。伤口开始愈合，渗出液减少。2 星期后，伤口干结，无渗出液，后随访，无复发。

按　丹毒是外科常见感染疾病，是皮肤或黏膜的一种急性接触传染性感染，主要是丹毒链球菌侵犯皮肤或黏膜的网状淋巴管所致。中医学认为其病因是邪热之毒，郁于皮肤，经络阻滞，气血壅遏而成。络刺拔罐方法，能起到活血祛瘀、通经活络、清热解毒之疗效。
［刺络拔罐法治疗丹毒疗效分析．上海针灸杂志，1999，18（2）］

（五）注意事项

（1）本病在治疗期间有全身症状者，应卧床休息，防止跌碰。忌食鱼虾、海鲜等食品，多吃新鲜蔬菜、瓜果之类，肥甘油腻、辛辣刺激食物也不宜食用。忌抽烟、喝酒。防止毒邪扩散，忌房事和愤怒。

（2）避免精神刺激、保持心情愉快，必要时采取中西药物治疗。

第四节　妇科疾病

一、月经不调

月经不调是以月经周期异常为主症的月经病，临床有月经先期、月经后期和月经先后无定期几种情况。西医学的排卵型功能失调性子宫出血、生殖器炎症或肿瘤引起的阴道异常出血等疾病可参照本节治疗。

（一）病因病机

病因：本病的形成主要因于气虚不固或热扰冲任。气虚则统摄无权，冲任失固；血热则流行散溢，以致月经提前而至。月经后期又称"经迟"或"经期错后"，有实有虚。实者或因寒凝血瘀、冲任不畅，或因气郁血滞、冲任受阻，致使经期延后；虚者或因营血亏损，或因阳气虚衰，以致血源不足，血海不能按时满溢。月经先后无定期又称"经乱"，主要责之于冲任气血不调，血海蓄溢失常，多由肝气郁滞或肾气虚衰所致。

病机：冲任气血不调，血海蓄溢失常，多由肝气郁滞或肾气虚衰所致。

病位：本病与肾、肝、脾三脏及冲、任二脉关系密切。

病性：以气血不足，气滞血瘀为主。

（二）辨证

		气虚	血虚	肾虚	气郁	血热	血寒
症状	主症	经期多提前，月经色淡质稀	经期多错后，月经量少、色淡质稀	经期或前或后，月经量少、色淡、质稀	经行不畅，经期或前或后，经量或多或少，色紫红、有血块	经期提前，月经量多，色深红或紫红，经质黏稠	经期错后，月经量少，色暗红、有血块
	兼症	神疲肢倦，小腹空坠，纳少便溏	小腹隐痛，头晕眼花，心悸少寐，面色苍白或萎黄	头晕耳鸣，腰骶酸痛	胸胁、乳房及少腹胀痛，喜叹息	心胸烦热，面赤口干，大便秘结。潮热盗汗，手足心热，腰膝酸软	小腹冷痛，得热痛减，畏寒肢冷
	舌脉	舌淡、苔白，脉细弱	舌苔少，脉细弱	舌淡、苔薄，脉沉细	苔薄白或薄黄，脉弦	舌红、苔黄，脉滑数者为实热证；舌红、苔少，脉细弱者为虚热	苔白，脉沉紧

续 表

		气虚	血虚	肾虚	气郁	血热	血寒
治疗	治则	益气养血	养血益气	补肾调经	疏肝理气	清热调经	温经散寒、调理冲任
	取经	足太阴脾经、任脉、足阳明胃经	足太阴脾经、任脉、足太阳膀胱经	足太阴脾经、任脉、足少阴肾经	足太阴脾经、足厥阴肝经、足太阳膀胱经	足太阴脾经、足厥阴肝经、手阳明大肠经	足太阴脾经、任脉、足太阳膀胱经

（三）治疗

【取穴】

主穴	配穴	
	分型	取穴
气海、关元、血海、三阴交	气虚	足三里、脾俞
	血虚	脾俞、膈俞
	肾虚	肾俞、太溪
	气郁	太冲、期门
	血热	行间、地机
	血寒	归来、命门

【方法】

（1）针刺后拔罐法：先用毫针刺，针刺后拔罐15分钟。每日或隔日1次，5次为1个疗程。

（2）灸罐法：先拔罐15分钟，起罐后，加艾条悬灸。

（3）单纯拔罐法：留罐15~20分钟。每日或隔日1次。

（4）走罐法：患者取仰卧位，暴露下腹部，局部涂适量润滑油，用闪火法将罐吸于腹部，然后沿任脉来回推拉火罐，至皮肤出现红色瘀血为止。起罐后擦干介质，令患者俯卧，用同法在督脉的命门至腰俞、足太阳膀胱经的肾俞至次髎来回推拉火罐，每次10~20分钟，视病人耐受程度而定。每日1次，10次为1个疗程。

（四）注意事项

（1）注意饮食调节，忌食生、冷、辛辣刺激食物。

（2）调畅心情，劳逸结合，适当锻炼身体，以增强体质。

（3）注意经期卫生，经期忌过性生活。月经干净后5天施术治疗，月经来潮时停止。

二、痛经

痛经又称"经行腹痛"，是指经期或行经前后出现的周期性小腹疼痛。以青年女性较为多见。西医学将其分为原发性和继发性两种。原发性系指生殖器官无明显异常者；后者多继发于生殖器官的某些器质性病变，如子宫内膜异位症、子宫腺肌病、慢性盆腔炎、子宫肌瘤等。

（一）病因病机

病因：如若经期前后冲任二脉气血不和，脉络受阻，导致胞宫的气血运行不畅，"不通则痛"；或胞宫失于濡养，"不荣则痛"。此外，情志不调、肝气郁结、血行受阻；寒湿之邪客于胞宫，气血运行不畅；气血虚弱，肝肾不足均可使胞脉不通、胞宫失养而引起痛经。

病机：冲任气血不调，胞宫失养，肝肾不足为主。

病位：本病与肾、肝、胞宫及冲、任二脉关系密切。

病性：以寒湿凝滞，气滞血瘀为主。

（二）辨证

		寒湿凝滞	气滞血瘀	气血不足
症状	主症	经前或经期小腹冷痛，得热则舒，经血量少，色紫暗有块	经行不畅，经色紫暗、有血块，经前或经期小腹胀痛拒按	经期或经后小腹隐痛喜按，且有空坠不适之感，月经量少、色淡质清稀
	兼症	伴形寒肢冷、小便清长	伴胸胁、乳房胀痛	神疲乏力，头晕眼花，心悸气短
	舌脉	苔白，脉细或沉紧	舌紫暗或有瘀斑，脉沉弦或涩	舌淡、苔薄，脉细弦
治疗	治则	温经散寒	化瘀止痛	益气养血、调补冲任
	取经	足太阴脾经、任脉	足太阴脾经、足太阳膀胱经	足太阴脾经、任脉

（三）治疗

【取穴】

主穴	配　穴	
	分型	取穴
脾俞、血海、关元、三阴交、归来	寒湿凝滞	肾俞、神阙、大赫
	气滞血瘀	气海、太冲
	气血不足	气海、足三里

【方法】

（1）单纯拔罐法：留罐 10～15 分钟。每日或隔日 1 次。与月经来潮前 4 日开始施术 1 周，每个月经周期为 1 个疗程。

（2）刺络拔罐法：先用三棱针在穴位上点刺后，留罐 10～15 分钟，每日或隔日治疗 1 次。于经前 4 日开始，连治 4～5 日。

（3）留针拔罐法：先用毫针针刺，然后用闪火法将罐吸附于针刺部位，留罐 10～15 分钟，每日或隔日治疗 1 次。于经前 4 日开始，连治 4～5 日。

（4）灸罐法：先拔罐 10～15 分钟，起罐后，加艾条悬灸。每日或隔日治疗 1 次。于经前 4 日开始，连治 4～5 日。

（5）针刺后拔罐法：先用毫针针刺，起针后，留罐 15～20 分钟。每日 1 次，于经前施治，连治 4～5 日。

（四）医案

侯某某，24 岁，已婚，医生，1994 年 4 月 6 日来诊。自述行经腹痛 7 年，经多方治疗效果不佳，近日行经腹痛加重，不能上班。月经量少不畅，夹有紫红血块，喜温畏寒，腰疼乏力，精神不振，苔薄白，脉沉细弦。证属冲任气滞，胞宫寒凝，治以温经散寒，行气活血止痛。治疗：患者取俯卧位，次髎穴区局部常规消毒后，用梅花针对准穴位叩刺，叩刺后用闪火法拔罐，每次留罐 15～20 分钟。采用上法治疗，腹痛即刻缓解。治疗 3 个疗程，第 4 次行经已无腹痛，其它症状也消失，3 年未见复发。

按 痛经由气滞血瘀、寒凝胞中、气血虚弱、肝肾亏损等所致，其病机一般以胞宫气血不畅，"不通则痛"而概括。次髎穴为足太阳膀胱经穴，位居腰骶，具有清利湿热、理气调经之作用。梅花针叩刺可疏通经络、调和气血，行瘀止痛，拔火罐可温经通络、祛湿逐

寒。二法配合，相得益彰，从而达到通经止痛的功效。[梅花针加拔罐治疗痛经34例.中国针灸，1999，(2)]

(五) 注意事项

(1) 拔罐疗法对痛经的治疗效果较好，但疗程较长，要坚持治疗。

(2) 本病应在每次月经来潮前2~3天开始治疗。

(3) 平时要加强体育锻炼，注意情志的调节，消除焦虑、紧张和恐惧心理，并注意经期卫生，经期要避免剧烈运动和过度劳累，饮食忌寒凉，不宜洗冷水浴，忌过性生活。

三、闭经

女子年逾18周岁月经尚未来潮，或已行经而又中断3个周期以上者即为"闭经"。西医学将前者称"原发性闭经"，后者称"继发性闭经"。

(一) 病因病机

病因：本病的病因不外虚、实两端：虚者因肝肾不足，气血虚弱，血海空虚，无血可下；实者由气滞血瘀，寒气凝结，阻隔冲任，经血不通。

病机：肝肾不足，气滞血瘀导致经血不通。

病位：主要在肝，与脾、肾也有关联。

病性：以肝肾不足，气滞血瘀为主。

(二) 辨证

		寒湿凝滞	气滞血瘀	气血不足	肝肾亏虚
症状	主症	月经数月不行，小腹冷痛拒按，得热则减	月经数月不行，小腹胀痛拒按，精神抑郁	月经周期逐渐后延，经量少而色淡，继而闭经	月经超龄未至，或由月经后期、量少逐渐至闭经
	兼症	形寒肢冷，面色青白	烦躁易怒，胸胁胀满	面色无华，头晕目眩，心悸气短，神疲肢倦，食欲不振	头晕耳鸣，腰膝酸软
	舌脉	舌紫暗、苔白，脉沉迟	舌质紫暗或有瘀斑，脉沉弦或涩而有力	舌质淡、苔薄白，脉沉缓或细而无力	舌红、少苔，脉沉弱或细涩

		寒湿凝滞	气滞血瘀	气血不足	肝肾亏虚
治疗	治则	温经散寒	化瘀止痛	益气养血	补益肝肾
	取经	足太阴脾经、任脉	足太阴脾经、足太阳膀胱经	足太阴脾经、任脉	足太阴脾经、足少阴肾经、足厥阴肝经

（三）治疗

【取穴】

主穴	配穴	
	分型	取穴
气海、神阙、三阴交、关元	寒湿凝滞	肾俞、大赫
	气滞血瘀	膈俞、太冲
	气血不足	脾俞、足三里
	肝肾亏虚	肝俞、肾俞

【方法】

（1）单纯拔罐法：留罐 15 分钟，每日 1 次。

（2）刺络拔罐法：先用三棱针在穴位上点刺，然后用闪火法将罐吸拔在穴位上，留罐 15 分钟，每日 1 次。

（四）注意事项

（1）拔罐疗法对闭经有较好的疗效，但要坚持连续拔罐，患者要有信心积极治疗。

（2）本病在治疗期间，要保持心情舒畅，避免生气暴怒。注意饮食调节，忌食生、冷、辛辣刺激食物。增家营养，是气血充足、血海满盈，以按时行经。

（3）调畅情志，适当锻炼身体。同时要积极查治可能引发闭经的其他病证。

（4）育龄妇女要将闭经和妊娠停经进行鉴别。

四、崩漏

女性不在行经期间阴道突然大量出血或淋漓不断者，称为"崩漏"。突然出血、来势急骤、血量多者为"崩"，又称"崩中"；淋漓下血、来势缓慢、血量少者为"漏"，又称"漏下"。二者常交替出现，故概称"崩漏"。

（一）病因病机

病因：本病主要是冲任损伤，不能固摄，以致经血从胞宫非时妄行。常见病因有血热、血瘀、肾虚、脾虚等。热伤冲任、迫血妄行，脾气虚弱、统摄无权，肾阳亏损、失于封藏，瘀血阻滞、血不归经，均可致冲任不固。

病机：冲任损伤，不能固摄，以致经血从胞宫非时妄行。

病位：病变涉及冲、任二脉及肝、脾、肾三脏。

病性：以血热内扰、气滞血瘀为主。

（二）辨证

		血热内扰	气滞血瘀	肾阳亏虚	气血不足
症状	主症	经血量多或淋漓不净，血色深红或紫红，质黏稠，夹有少量血块	月经漏下淋漓不绝或骤然暴下，色暗或黑	经血量多或淋漓不净，色淡质稀，精神不振	经血量少，淋漓不净，色淡质稀，神疲懒言，面色萎黄，动则气短
	兼症	面赤头晕，烦躁易怒，渴喜冷饮，便秘尿赤	小腹疼痛，血下痛减	面色晦暗，畏寒肢冷，腰膝酸软，小便清长	头晕心悸，纳呆便溏
	舌脉	舌红、苔黄，脉弦数或滑数	舌质紫暗或有瘀斑，脉沉涩或弦紧	舌淡、苔薄，脉沉细无力	舌胖而淡或边有齿痕、苔薄白，脉细无力
治疗	治则	清热凉血	行气化瘀	温肾助阳	补气摄血
	取经	足太阴脾经、手阳明大肠经	足太阴脾经、足太阳膀胱经、足厥阴肝经	足太阴脾经、任脉、足少阴肾经	足太阴脾经、足太阳膀胱经、任脉

（三）治疗

【取穴】

主穴	配穴	
	分型	取穴
神阙、带脉、气海、中极、关元、三阴交	血热内扰	大敦、行间
	气滞血瘀	合谷、太冲
	肾阳亏虚	肾俞、命门
	气血不足	隐白、脾俞、足三里

【方法】

（1）单纯拔罐法：留罐 10～15 分钟。隔日 1 次，5 次为 1 个疗程。

（2）针刺后拔罐法：先用毫针针刺，起针后，留罐 10～15 分钟。

（3）留针拔罐法：先用毫针刺入，然后用闪火法将罐吸拔于针刺处，留罐 10～15 分钟。每日 1 次，待症状明显改善后，该隔日施术 1 次。

（4）灸罐法：先拔罐 10～15 分钟，起罐后，加艾条悬灸或隔姜灸。每日 1 次，待症状明显改善后，该隔日施术 1 次。

（四）**注意事项**

（1）拔罐疗法治疗崩漏效果较显著，但症状明显缓解后，还要坚持巩固一段时间。

（2）在治疗期间要情志舒畅，避免情绪紧张。加强营养，增强体质，注意充分休息，避免过度劳累或剧烈运动。

（3）要积极查治导致崩漏的其他病证，症状较重者应及时采用中西医综合治疗。

五、带下病

带下病系指女性阴道内白带明显增多，并见色、质、气味异常的一种病证。又称"带证"、"下白物"。常见于西医学的阴道炎、子宫颈或盆腔炎症、内分泌失调、宫颈及宫体肿瘤等疾病引起的白带增多症。

（一）**病因病机**

病因：本病多由脾失健运，水湿内停，下注任带；或肾阳不足，气化失常，水湿内停，下渗胞宫；或素体阴虚，感受湿热之邪，伤及任带，带脉失约，冲任失固所致。

病机：任脉损伤、带脉失约。

病位：病变主要在前阴、胞宫。

病性：以脾虚湿困、肾阳不足为主。

（二）辨证

		湿热下注	脾虚湿困	肾阳不足	肾阴亏虚
症状	主症	带下量多、色黄、黏稠，有臭气。或伴阴部瘙痒、胸闷心烦	带下量多，色白或淡黄，质稀薄，无臭气，绵绵不断	带下量多，淋漓不断，色白清冷，稀薄如水，头晕耳鸣，腰痛如折，畏寒肢冷	带下量多，色黄或赤白相兼，质稠或有臭气，阴部干涩不适或有灼热感，腰膝酸软
	兼症	口苦咽干、纳差、少腹或小腹作痛、小便短赤	神疲倦怠，四肢不温，纳少便溏	小腹冷感，小便频数，夜间尤甚，大便溏薄	头晕耳鸣，颧赤唇红，五心烦热，失眠多梦
	舌脉	舌红、苔黄腻，脉濡数	舌淡、苔白或腻，脉缓弱	舌质淡、苔薄白，脉沉细而迟	舌红、苔少或黄腻，脉细数
治疗	治则	清热利湿	健脾祛湿	温补肾阳	养阴清热
	取经	足太阴脾经、足厥阴肝经、任脉	足太阴脾经、足太阳膀胱经、足厥阴肝经	足太阴脾经、任脉、足少阴肾经	足太阴脾经、足少阴肾经、足厥阴肝经

（三）治疗

【取穴】

主穴	配　穴	
	分型	取穴
肾俞、次髎、白环俞、带脉	湿热下注	阴陵泉、三阴交、行间
	脾虚湿困	脾俞、足三里
	肾阳不足	肾俞、太溪、命门
	肾阴亏虚	肾俞、肝俞

【方法】

（1）单纯拔罐法：留罐15~20分钟。每日或隔日1次，10次为1个疗程。

（2）针刺后拔罐法：先用毫针针刺，起针后，留罐15~20分钟。每日或隔日1次，10次为1个疗程。

（3）留针拔罐法：先用毫针刺入，然后用闪火法将罐吸拔于针刺处，留罐15~20分钟。每日或隔日1次，10次为1个疗程。

（4）灸罐法：先拔罐15~20分钟，起罐后，加艾条悬灸。每日或隔日1次，10次为1个疗程。

（5）刺络拔罐法：先用三棱针在穴位上点刺，然后用闪火法将罐吸拔在穴位上,留罐 15~20 分钟,每日或隔日 1 次,10 次为 1 个疗程。

(四)医案

何某某,女,17 岁。1984 年 8 月 29 日就诊。主诉半年以来带量增多,黏腻色黄,心烦如焚,口干渴发苦不欲饮,大便干,溲黄,经期更甚。平素喜食辛辣生冷食物。诊查患者脉濡数,舌苔黄腻,证属湿热下注,治宜清泻湿热,针刺次髎穴,施提插捻转之泻法,带针拔罐 15 分钟,配三阴交穴。7 次告愈,半年后随访未见复发。

按 白带是妇科的常见病和多发病,中医学认为本病与肝、脾、肾三脏有关。针刺次髎穴,根据症情施用补或泻的手法具有通调肾与膀胱之气而化湿邪的作用。次髎穴位于第二骶后孔中,针刺可以直达病所,阻止湿邪下注胞宫的通道,针刺和拔罐结合,可温通经络,调和气血,祛除湿热之邪,加之辨证配穴,即可达到治疗目的。[针刺加拔火罐治疗白带 36 例. 河南中医,1985,(6)]

(五)注意事项

(1)拔罐疗法对带下病有较好的疗效,症状消除后还须巩固治疗。

(2)嘱患者精神上保持乐观,饮食上避免生冷、辛辣等刺激性食物,保持阴部卫生,节制房事,积极治疗阴道炎、盆腔炎等原发病症。

六、盆腔炎

盆腔炎是指女性内生殖器官包括子宫、输卵管、卵巢及其周围结缔组织、盆腔腹膜等部位所发生的炎症。炎症可在一处或多处同时发生,按部位不同分别有"子宫内膜炎"、"子宫肌炎"、"附件炎"等。

(一)病因病机

病因:本病多由于胞络空虚,湿热乘虚侵入,蓄积盆腔,客于胞中,与气血相搏,气血运行不畅,使冲任二脉受损而成。

病机:湿热下注,气血运行不畅,使冲任二脉受损。

病位:病变主要在肝、脾、肾三脏。

病性:以湿热下注、气滞血瘀为主。

（二）辨证

症状		湿热下注	气滞血瘀
	主症	小腹胀痛，带下量多、色黄、质稠腥臭，头眩而重，身重困倦，胸闷腹胀	小腹胀痛而硬，按之更甚，带下量多、色白、质稀薄。腰骶酸痛，月经失调，色深黑有瘀血块
	兼症	口渴不欲饮，痰多，或有发热恶寒，腰酸胀痛，尿道灼痛，大便秘结，小便赤热	严重者面色青紫，皮肤干燥，大便燥结
	舌脉	舌质红、苔黄腻或白腻，脉濡数或弦滑	舌质暗红或有瘀斑，脉沉涩
治疗	治则	清热利湿	行气活血，化瘀止痛
	取经	足太阴脾经、足厥阴肝经、手少阴心经	足太阴脾经、足太阳膀胱经、足厥阴肝经

（三）治疗

【取穴】

主穴	配 穴	
	分型	取穴
肾俞、腰阳关、气海、关元、归来	湿热下注	蠡沟、阴陵泉、三阴交
	气滞血瘀	太冲、膈俞、血海

【方法】

（1）针刺后拔罐法：先用毫针针刺，起针后，留罐 15～30 分钟。隔日 1 次，10 次为 1 个疗程。

（2）留针拔罐法：先用毫针刺入，然后用闪火法将罐吸拔于针刺处，留罐 15～20 分钟。每日 1 次，10 次为 1 个疗程。

（3）刺络拔罐法：先用三棱针在穴位上点刺，然后用闪火法将罐吸拔在穴位上，留罐 15～20 分钟，每日 1 次，10 次为 1 个疗程。

（4）单纯拔罐法：取适当大小玻璃罐用闪火法吸拔于所选穴位上，留罐 10～15 分钟。每日 1 次，10 次为 1 个疗程。

（5）走罐法：患者俯卧，暴露腰骶部，局部涂适量的润滑油，选择适当大小的火罐，用闪火法将罐吸拔于肾俞穴上，然后沿足太阳膀胱经和督脉在腰骶部推拉火罐。10～15 分钟后起罐，以皮肤出现红色瘀血为佳。起罐后擦掉皮肤上的油迹，翻身仰卧，用同样的方法在下腹部走罐。每日 1 次，10 次为 1 个疗程。

（四）医案

王某，女，35 岁，1995 年 10 月 2 日就诊。患者曾孕 5，产 3，流产 2，发热 5 月余未退，经医院抗生素治疗无效。腰腹坠痛且月经量多，经来腹痛，胸闷潮热，腰酸肢楚，精神疲乏，带下似脓，且有臭秽味，并时带红，脉弦紧，舌苔黄腻。近因结扎诸症加重，带下色黄质黏稠，月经量多，色紫有块。妇科检查：宫颈 1 度糜烂，宫体压痛举痛，活动受限，左侧附件增厚，并扪及条索状肿块，B 超、化验均排除其他器质性病变。诊断为慢性盆腔炎急性发作（气滞血瘀型）。取肾俞、大椎、腰眼、关元、三阴交等穴，先刺络放血后拔火罐，共治疗 24 次痊愈。随访 1 年无复发。

按 慢性盆腔炎常为急性盆腔炎未能彻底治愈，或患者体质较差，病程迁延，病情较顽固造成的，亦可无急性炎症史。中医学认为，本病多因流产过多、房事劳倦，或脾肾虚弱，忧思郁结，导致正虚而邪入，引起冲任失职，气机紊乱，气滞血瘀，经脉凝涩而致病，具有病程延长、缠绵不愈、劳累后易复发的特点。诸穴刺血拔罐具有清热利湿、活血化瘀、解痉止痛的功效，以达到治愈疾病的目的。[刺络拔罐综合疗法治疗慢性盆腔炎 100 例. 国医论坛，1997，12（4）]

（五）注意事项

（1）拔罐治疗慢性盆腔炎效果较好，但需要有持之以恒的精神，即使症状消除，也需要巩固一段时间。

（2）急性盆腔炎则需要积极采用中西医药物综合治疗。

（3）在拔罐治疗的同时，要积极查治可能引发盆腔炎的其他病症。

（4）注意经期、产褥期及产后期的个人卫生，避免洗盆浴或池浴及不必要的妇科检查。禁止在经期、流产后性交、盆浴。

（5）患病后要解除思想顾虑，保持心情舒畅，增强治疗信心。注意营养，要劳逸结合，进行适当的体育锻炼，以增强体质和提高机体抗病能力。

七、妊娠呕吐

妊娠呕吐又称"孕吐"，是妊娠早期（6～12 周）的常见病症，属于中医学"妊娠恶阻"范畴。以反复出现恶心、呕吐、厌食甚至闻食即呕、食入即吐、不能进食和饮水为特征。

（一）病因病机

病因：本病的病因目前还不十分清楚，一般认为与妊娠早期胎盘分泌的绒毛膜促性腺激素的刺激及孕妇的精神过度紧张、兴奋、神经系统功能不稳定有关。

病机：胃失和降，与肝、脾、冲、任之脉气升降失调有关。受孕之后，经血藏而不泄，阴血下聚冲任以养胎，冲、任二脉气血偏盛，脾胃之气相应不足。

病位：在胃。

病性：以脾虚胃弱为主。

（二）辨证

		脾胃虚弱	肝胃不和	痰饮阻滞
症状	主症	不欲饮食，食入即吐，呕吐痰涎或清水	腹胀恶食，食入即吐，呕吐酸水或苦水，精神紧张或抑郁不舒，嗳气叹息	脘腹胀满，恶食，闻食即吐（或持续性呕吐），呕吐痰涎或黏液
	兼症	头晕，神倦嗜卧	胁肋及乳房胀痛，烦渴口苦，头胀目眩	体盛身倦，不能进食、饮水（晨起尤甚）
	舌脉	舌淡，苔薄白，脉滑无力	苔薄黄，脉弦滑	舌胖大而淡，苔白腻，脉濡滑
治疗	治则	健脾益气	疏肝和胃	健脾化痰
	取经	足太阴脾经、足阳明胃经	足太阴脾经、足阳明胃经、足厥阴肝经	足太阴脾经、足阳明胃经

（三）治疗

【取穴】

主穴	配穴	
	分型	取穴
胃俞、脾俞、内关、厥阴俞	脾胃虚弱	足三里、中脘
	肝胃不和	期门、太冲
	痰饮阻滞	三阴交、丰隆

【方法】

（1）刺络拔罐法：先用三棱针在穴位上点刺，然后用闪火法将罐吸拔在穴位上，留罐 15 ～ 20 分钟，每日 1 次，5 次为 1 个疗程。

（2）单纯拔罐法：留罐 15 ～ 20 分钟，每日 1 次，5 次为 1 个疗程。

（3）留针拔罐法：用毫针作中刺激，留针拔罐 15 ～ 20 分钟，每日 1 次。

（4）走罐法：患者俯卧，在背部涂润滑油，用闪火法将适当大小的玻璃罐拔于穴位上，沿足太阳膀胱经推拉火罐，循环往复，10 ～ 15 分钟后起罐，以皮肤出现红色瘀血为佳。隔日 1 次，5 次为 1 个疗程。

（四）注意事项

（1）本病在治疗期间，医生应给予安慰和帮助，解除其思想顾虑，保证有充分的休息和睡眠。

（2）患者要调畅情志，心情愉快，多阅读一些孕期保健方面的书籍，安全地度过孕期。

（2）饮食宜清淡，易消化吸收，少食油腻、辛辣刺激之物，宜多食新鲜蔬菜、瓜果之类。宜少量多餐。

（3）施行拔罐时，吸力不宜过强，起罐不宜过猛。对身体虚弱、呕吐严重不能进食者，宜采取输液治疗。

八、恶露不绝

产妇在分娩后 3 周内，阴道有残留于子宫内的余血、浊液溢出，是谓"产后恶露"，属正常现象。若产后 3 周以上仍有阴道出血、溢液者，称"恶露不绝"，又称"恶露不止"、"恶不尽"。相当于西医学的晚期产后出血、胎盘附着面复旧不全、部分胎盘残留、蜕膜残留、产褥感染等。其本质是冲任不固，气血运行失常，溢出体外。常由于气虚失摄、血热内扰、气血瘀滞等因素而引发。

（一）病因病机

病因：气虚失摄、血热内扰、瘀血停滞胞宫。

病机：冲任不固，血不归经。

病位：胞宫，与冲任、肝、脾、肾密切相关。

病性：虚证居多，夹杂实证。

（二）辨证

		实证		虚证
		血热内扰	气血瘀滞	气虚失摄
症状	主症	恶露淋漓不断		
	兼症	恶露量多，色红、质稠，有臭秽之气，面色潮红，身有微热，口燥咽干	恶露量少，淋漓不爽，色紫黯、有血块，小腹疼痛、拒按（按之有包块）	恶露量多或淋漓不断，色淡、质稀、无异味，小腹空坠，神倦懒言，气短自汗，面色㿠白
	舌脉	舌红、苔薄黄，脉细数	舌有瘀点或紫斑，脉弦涩或弦紧	舌淡、苔薄白，脉缓无力
治疗	治则	清热凉血	散瘀止血	固摄冲任
	取经	任脉、足太阴、足厥阴、足少阴经为主	任脉、足太阴、足太阳经为主	任脉、足太阴、足阳明经为主

（三）治疗

【取穴】

第1腰椎至骶尾部脊柱中线及两侧膀胱经内侧循行线。

【方法】

（1）走罐法：患者俯卧，暴露腰骶部，局部涂适量的润滑油，选择适当大小的火罐，用闪火法将罐吸拔于穴位上，然后沿足太阳膀胱经和督脉在腰骶部推拉火罐，至皮肤潮红。走罐后，在命门、十七椎、肾俞、大肠俞、小肠俞等穴位上各闪罐5~6次，每1~2日1次，5次为1个疗程。

（2）大罐密排罐法：吸拔于穴位上，留罐10~15分钟。排罐后，在命门、十七椎、肾俞、大肠俞、小肠俞等穴位上各闪罐5~6次，每1~2日1次，5次为1个疗程。

（四）注意事项

（1）产后一般多虚，故应注意补充高蛋白及富含铁质的饮食，以增强体质，恢复元气。

（2）注意休息，避免过度劳累或剧烈运动。保持外阴清洁，以防邪毒侵袭。

（3）产后大出血者，不宜用拔罐疗法，可采用中西医综合治疗。

（4）积极查治引发大出血的病证。

九、产后乳少

产后乳少又称"产后缺乳"、"乳汁不足"、"乳汁不行"。以产后哺乳期初始就乳汁甚少或乳汁全无为主症。哺乳中期月经复潮后乳汁相应减少，属正常生理现象。产妇因不按时哺乳，或不适当休息而致乳汁不足，经纠正其不良习惯，乳汁自然充足者，亦不能作病态论。本病分虚、实两端，虚者因素来体虚，或产后营养缺乏，气血亏虚，乳汁化生不足而乳少；实者因肝郁气滞，气机不畅，乳络不通，乳汁不行而乳少或无乳。

（一）病因病机

病因：产后复伤气血，产后抑郁，素体肥胖或产后膏粱厚味。

病机：乳汁化生乏源，乳脉不通。

病位：胃，与肝、脾相关。

病性：虚实参半。

（二）辨证

		实证	虚证
		肝郁气滞	气血亏虚
症状	主症	产后乳少	
	兼症	乳少而浓稠或乳汁不通，乳房胀满而痛，时有嗳气，善太息	乳汁清稀，乳房柔软无胀感，面色无华，头晕目眩，心悸怔忡，神疲食少
	舌脉	舌苔薄黄，脉弦细	舌淡、少苔，脉细弱
治疗	治则	疏肝解郁、通络下乳	补益气血
	取经	足阳明经、足厥阴肝经为主	足阳明经、足太阴经、任脉为主

（三）治疗

【取穴】

主穴	配穴	
	分型	取穴
膻中、乳根、通里、少泽、肩井	肝郁气滞	列缺、太冲、肝俞、期门
	气血亏虚	足三里、三阴交、脾俞、肾俞

【方法】

（1）单纯拔罐法：留罐 15～20 分钟。每日或隔日 1 次。

（2）留针拔罐法：先用毫针刺入后，将罐吸拔于针刺部位，留罐 15～20 分钟。每日或隔日 1 次。

（3）针刺后拔罐法：先用毫针刺入得气，针后拔罐，留罐 15～20 分钟。隔日 1 次。

（4）灸罐法：适用于气血亏虚型，先拔罐，留罐 20 分钟。起罐后，加艾条悬灸 5～10 分钟，每日 1 次。

（5）梅花针罐法：先用梅花针叩刺（气血亏虚型宜轻叩，肝郁气滞型宜重叩），留罐 10～20 分钟。每日或隔日 1 次，3 次为 1 个疗程，每疗程间隔 3 天。

（四）医案

李某，28 岁，护士。主诉：产后近 2 个月，10 日前与他人争吵，乳汁突然全无，并有胸闷不舒，脘腹胀满，嗳气，舌淡，苔薄白，脉弦。证属肝郁气滞，乳络不通；治法：疏肝解郁，活络通乳。当即取膻中、乳根，针后拔罐，并针少泽、太冲，治疗 1 次，乳汁明显增多而愈。

按 缺乳一证多因肝郁气滞，气血虚弱而致化源不足或乳汁运行不畅。膻中能宽胸利膈，宣通三焦气血之壅滞。乳根为胃经之输穴，又为乳房局部之穴，能通调乳脉而行乳。少泽配太冲以通乳开窍。诸穴合用以补益气血，理气通络，火罐相助可疏通乳络之壅滞。[针刺结合拔罐治疗缺乳 62 例．陕西中医，1991，12（5）]

（五）注意事项

在治疗期间要保持心情愉快，保证足够的营养，定时哺乳，建立良性的泌乳反射。

十、子宫脱垂

子宫脱垂是指子宫从正常位置沿阴道下垂，子宫颈外口达坐骨棘水平以下，甚至子宫全部脱出于阴道口外。属于中医学"阴挺"的范畴。常由于产伤处理不当、产后过早参加体力劳动而腹压增加，或能导致肌肉、筋膜、韧带张力降低的各种因素而发病。

（一）病因病机

病因：产伤处理不当、产后劳损。

病机：冲任不固，提摄无力。

病位：子宫，与冲任、脾、肾相关。

病性：虚实兼有，虚实夹杂。

（二）辨证

		实证	虚证
		湿热下注	脾肾气虚
症状	主症	子宫下垂	
	兼症	子宫脱出日久，黏膜表面糜烂，黄水淋漓，外阴肿胀灼痛，小便黄赤，口干口苦	子宫下垂，小腹及会阴部有下坠感，过劳则加剧，平卧则减轻。伴四肢乏力、少气懒言、带下色白、量多质稀、腰酸腿软、头晕耳鸣、小便频数、色清
	舌脉	舌红、苔黄腻，脉滑数	舌淡、苔白滑，脉沉细弱
治疗	治则	清利湿热，举陷固胞	补益脾肾，升阳固脱
	取经	督脉、任脉、足太阴经为主	督脉、任脉、足太阴、足少阴、足阳明经为主

（三）治疗

【取穴】

主穴	配 穴	
	分型	取穴
气海、关元、归来、神阙	湿热下注	中极、阴陵泉、蠡沟
	脾肾气虚	脾俞、肾俞、命门

【方法】

（1）单纯拔罐法：留罐20分钟。每日或隔日1次，5次为1个疗程。

（2）针刺后拔罐法：先用毫针刺入得气，针后拔罐，留罐15～20分钟。每日或隔日1次，5次为1个疗程。

（3）留针拔罐法：先用毫针刺入，然后将罐吸拔于针刺部位，留罐15～20分钟。每日或隔日1次，5次为1个疗程。

（四）医案

王某某，36岁，农民，于1996年11月4日初诊。主诉因难产造成子宫脱垂已3年，平素腹部有下坠感，腰部酸软，劳累时加剧，面白少泽，精神疲惫，白带量多，色白质稀，舌质淡，舌体胖大有齿痕，苔薄白，脉细弱。经妇科检查：子宫脱垂Ⅱ度，无溃疡及感染情况。诊为阴挺，脾虚气陷型。取关元、维道、子宫、足三里、三阴交针刺，针用补法，至阴部有酸胀感，留针30分钟，中间行针1次。起针后在小腹、腰部行走罐各15分钟。在针刺时百会施悬灸30分钟。第一次治疗后，患者即感子宫有收缩上提感，经治5次后，脱出物回缩阴道内，共治疗10次，随访至今未见脱出。

按　阴挺的病机是气虚下陷与肾虚不固致胞络损伤，不能提摄子宫，取穴关元，益气以固摄，维道为足少阳与带脉之会，有收摄胞宫的作用。子宫为治疗子宫脱垂之特定穴，针刺时病人常有子宫收缩上提的感觉，三阴交为足太阴脾、足少阴肾、足厥阴肝经之会，具有调理周身经气之功。足三里能健脾益气。百会位于人之巅顶，取"下病上取，陷者举之"之意，悬灸百会，有升阳举陷的作用。于小腹、腰部行走罐，虽施术于表，但通过经络传导刺激，可调和气血，内治脏腑。诸法合用效果显著。[针罐配合艾灸治疗阴挺22例．中国民间疗法，1998，(2)]

（五）注意事项

（1）本病治疗周期较长，需要持之以恒的决心。

（2）产后需多卧床，防止子宫后倾；分娩后1个月内应避免增加腹压的劳动。平时保持大便通畅。哺乳时间不宜过长。坚持做骨盆肌肉锻炼，其锻炼方法是取坐位，做忍大便的动作，继而缓慢放松，如此一紧一松连续地做，每天2~3次，每次3~10分钟。

（3）避免超重劳动和长期蹲、站位劳动，节制房事，加强卫生保健。

十一、不孕症

不孕症系指育龄妇女在与配偶同居2年以上、配偶生殖功能正常、未采取避孕措施的情况下而不受孕；或曾有孕育史，又连续2年以上未再受孕者：前者称"原发性不孕症"，后者称"继发性不孕症"。中医学称为"绝嗣"、"绝嗣不生"。《备急千金要方》称前者为"全不产"，称后者为"断续"。

（一）病因病机

病因：肾精亏虚，天癸、冲任、胞宫的功能失调，脏腑气血不和。

病机：肾虚、血虚、肝郁、痰湿、湿热、血瘀。

病位：以肾为重，与肝、脾相关。

病性：虚实夹杂，本虚标实。

（二）辨证

		实证		虚证	
		气滞血瘀	痰湿阻滞	肾虚胞寒	冲任血虚
症状	主症	月经推后，量少		月经不调，量少	
	兼症	月经先后不定期，量少、色紫有血块，经前乳房及胸胁胀痛，腰膝疼痛拒按	月经量少、色淡，白带量多、质稠，形体肥胖，面色㿠白，口腻纳呆，大便不爽或稀溏	月经色淡，腰酸腹冷，带下清稀，性欲淡漠	月经推后，色淡或经闭，面黄体弱，疲倦乏力，头昏心悸
	舌脉	舌紫暗或有瘀斑，脉弦涩	舌胖色淡、舌边有齿痕、苔白腻，脉滑	舌淡、苔薄白，脉沉细而弱	舌淡、少苔，脉沉细
治法	治则	行气活血	化痰导滞	益肾暖宫	调和冲任
	取经	足太阴、足厥阴、足太阳经为主	足太阴、足阳明经为主	足太阴、足少阴经为主	任脉、足太阴、足少阴经为主

（三）治疗

【取穴】

主穴	配穴	
	分型	取穴
神阙、关元、委阳、子户、胞门	气滞血瘀	太冲、膈俞
	痰湿阻滞	丰隆、阴陵泉
	肾虚胞寒	命门、肾俞
	冲任血虚	气海、血海

【方法】

（1）单纯拔罐法：留罐 30 ~ 40 分钟。

（2）背部排罐法：吸拔于背部穴位上，留罐 30 ~ 40 分钟。

（四）注意事项

（1）拔罐疗法只适宜于相对不孕或原发性、继发性不孕患者。

（2）拔罐疗法治疗不孕，患者要有持之以恒的精神，要有耐心。

（3）调畅情志，舒缓精神、心理的压力，注意合理的膳食等。

十二、围绝经期综合征

围绝经期综合征属内分泌—神经功能失调导致的功能性疾病。以绝经或月经紊乱、情绪不稳定、潮热汗出、失眠、心悸、头晕等为特征。属于中医学"绝经前后诸证"的范畴。

（一）病因病机

病因：肾精亏虚，冲、任二脉亏少，天癸将竭，精气、精血不足。

病机：肾虚（肾阴虚、肾阳虚），肝肾阴虚，脾肾阳虚，心肾不交。

病位：肾，与肝、脾、心相关。

病性：虚证多见，且以肾阴虚居多，也有实证，是本虚标实。

（二）辨证

<table>
<tr><td colspan="2"></td><td>心肾不交</td><td>肝肾阴虚</td><td>脾肾阳虚</td></tr>
<tr><td rowspan="3">症状</td><td>主症</td><td>心悸怔忡</td><td>头晕目眩</td><td>头昏脑胀</td></tr>
<tr><td>兼症</td><td>失眠多梦，潮热汗出，五心烦热，情绪不稳，易喜易忧，腰膝酸软，头晕耳鸣</td><td>心烦易怒，潮热汗出，五心烦热，胸闷胁胀，腰膝酸软，口干舌燥，尿少，便秘</td><td>忧郁善忘，脘腹满闷，暖气吞酸，呕恶食少，神疲倦怠，腰酸肢冷，肢体浮肿，大便稀溏</td></tr>
<tr><td>舌脉</td><td>舌红、少苔，脉沉细而数</td><td>舌红、少苔，脉沉弦细</td><td>舌胖大、苔白滑，脉沉细弱</td></tr>
<tr><td rowspan="2">治疗</td><td>治则</td><td>益肾宁心</td><td>疏肝健脾、畅达情志</td><td>调和冲任</td></tr>
<tr><td>取经</td><td>督脉、足太阳、足太阴、足少阴、手少阴、手厥阴经为主</td><td>督脉、足太阳、足太阴、足少阴、手厥阴、足少阳经为主</td><td>督脉、任脉、足太阳、足太阴、足少阴、足阳明经为主</td></tr>
</table>

（三）治疗

【取穴】

主穴	配 穴	
	分型	取穴
大椎、三阴交、肾俞、膈俞	心肾不交	心俞、内关
	肝肾阴虚	肝俞、期门
	脾肾阳虚	脾俞、气海、命门

【方法】

（1）梅花针叩刺后拔罐法：先用梅花针叩刺后，留罐20分钟。

每日 1 次，5 次为 1 个疗程。

（2）点按拔罐法：先在应拔部位点压，按摩 3～5 分钟，然后拔罐，留罐 20～25 分钟。每日 1 次，5 次为 1 个疗程。

（3）单纯拔罐法：留罐 20 分钟。每日 1 次，10 次为 1 个疗程。

（4）走罐法：患者俯卧，暴露腰背部，局部涂适量的润滑油，选择适当大小的火罐，用闪火法将罐吸拔于穴位上，然后沿足太阳膀胱经和督脉在腰背部推拉火罐，至局部皮肤紫红色起丹痧为度。每周 2 次，6 次为 1 个疗程。

（四）医案

王某，女，48 岁，工人。初诊日期：2007 年 2 月 7 日。主诉：潮热、自汗出近 2 月。伴失眠、烦闷。现患者阵发性潮热、自汗出，心烦，夜不能寐，心悸。甚而悲泣不止，痛不欲生。月经断绝 4 月余，舌淡苔白，脉沉细。查头部 CT 及心电图均未见异常。诊为围绝经期综合征。治疗取穴：气海、三阴交、内关、四神聪、太冲。操作：气海穴取 30 号 4 寸毫针进针 3～4 寸，施捻转泻法，使针感缓缓至少腹部。三阴交直刺 1～1.5 寸，施捻转补法 1 分钟。内关、太冲直刺 1～1.5 寸，施捻转泻法。四神聪进针 0.5 寸，施平补平泻法，留针 30 分钟。循经走罐：选取背部膀胱经，夹脊穴及督脉为施术部位。局部用液体石蜡涂擦后，用手握住罐子，依次循膀胱经、夹脊穴、督脉往返推移，至所拔的部位皮肤红润或充血为度。采用上述治疗方法，并进行必要的心理疏导。10 日后心悸症状减轻，每夜不服安眠药可入睡 4～6 小时。治疗 1 月后，潮热·汗出症状缓解，精神状态恢复正常。恢复正常生活和工作，临床治愈。

按 围绝经期综合征属中医之"绝经前后诸症"本病的病因病机为经绝前后，肾气渐衰，天癸将竭，冲任空虚，气血失调，机体阴阳失于平衡而发诸症。气海穴为任脉之要穴，关乎脐下肾间动气即元气，是处为先天元气之海，即可补气又可理气。针刺该穴可补肾壮元。益气活血，调理冲任。三阴交为脾经穴，又为足太阴、少阴、厥阴之交会穴，取之可补益肝肾、健脾生血。沿督脉走罐，可振奋阳气，达阳生阴长之功。背俞穴是五脏精气输注之处，循经走罐可调补五脏、平衡阴阳。故针刺和循经走罐治疗围绝经期综合征取得较好疗效。[针刺加循经走罐治疗更年期综合征 40 例临床观察. 黑龙江中医药，2009，（1）]

（五）注意事项

（1）坚持长期拔罐，对女性围绝经期综合征有较好的效果。

（2）本病在治疗期间对患者应做好心理调整工作，解除不必要的顾虑，保持精神愉快。保证充分的睡眠休息，注意营养，坚持适当的锻炼，避免过胖。必要时可配合服用中西药物治疗。

第五节　儿科疾病

一、百日咳

百日咳又称"顿咳"、"疫咳"、"天哮"，民间俗称"鸬鹚咳"。是以小儿阵发性痉挛咳嗽、咳后出现特殊的吸气性吼声为临床特征的一种病症。相当于西医学的百日咳综合症。四季均可发病，但以冬、春季节为多。患病年龄以学龄儿童为主，年龄越小其病情和伴发症状越重（由于计划免疫工作的开展，现在本病已明显减少）。病程较长，往往迁延2~3个月之久。

（一）病因病机

病因：外感时邪，痰浊内伏。

病机：外感风寒或风热时邪侵入肺系，夹痰交结气道，导致肺失肃降，上逆喉间而致。

病位：肺、脾，与心、肝、胃、大肠关系密切。

病性：病症属性有虚有实，有寒有热。

（二）辨证

<table>
<tr><td colspan="2"></td><td>初咳期</td><td>痉咳期</td><td>恢复期</td></tr>
<tr><td rowspan="5">症状</td><td>主症</td><td colspan="3">阵发性痉挛咳嗽、咳后出现特殊的吸气性吼声（鸡鸣样回声）</td></tr>
<tr><td rowspan="2">兼症</td><td>鼻塞流涕，咳嗽阵作，咳声高亢，2天左右症状大多逐渐好转，唯咳嗽却日渐加剧，痰稀白，量不多，或痰稠不易咯出</td><td>咳嗽连续，日轻夜重，咳后伴有深吸气样鸡鸣声，吐出痰涎及食物后，得以暂时缓解。伴有目睛红赤，两胁作痛，舌系带溃疡</td><td>咳嗽渐轻，咳声无力；脾气虚者形体虚弱，神疲乏力，面色淡白虚浮，气短声怯，痰稀而少，纳差便溏；肺阴虚者干咳无痰，心烦不眠，两颧发红，盗汗，手足心热</td></tr>
<tr><td>舌脉</td><td>苔薄白或薄黄，脉浮紧或浮数</td><td>舌红，苔黄腻，脉滑数</td><td>舌淡、少苔，脉细弱或舌红，苔少或无苔，脉细数无力</td></tr>
</table>

		初咳期	痉咳期	恢复期
治法	治则	疏风祛邪，宣肺止咳	泻肺清热，涤痰镇咳	养阴润肺，益气健脾
	取经	手阳明大肠经、手少阳三焦经	任脉、手太阴肺经	手太阴肺经、足太阳膀胱经

（三）治疗

【取穴】

主 穴	配 穴	
	分型	取穴
大椎、身柱、肺俞	初咳期	合谷、外关
	痉咳期	天突、孔最
	恢复期	脾俞、太渊

【方法】

（1）留针拔罐法：先以毫针用平补平泻法针刺，留针拔罐 10～20 分钟，每日 1 次。

（2）针刺后拔罐法：先用毫针针刺穴位，得气后出针，然后用闪火法将罐吸拔在针刺后的穴位上，留罐 5 分钟，每日或隔日 1 次。

（3）涂药拔罐法：患者取正坐俯头弯腰坐式，按年龄大小决定火罐型号和火力，治疗时，将白及粉用冷开水调成糊状，涂在身柱穴处，再拔火罐 5～10 分钟。每日 1 次，7 次为 1 个疗程。

（4）刺络拔罐法：用三棱针点刺后拔罐 5～10 分钟，以拔至皮肤红晕为度。每日 1 次，5 次为 1 个疗程。

（四）医案

李某，男，3 岁。1992 年 10 月 20 日就诊。病史：阵发性痉挛性咳嗽 10 天，每日达 10 余次，夜间明显加重，咳声连续数次至 20 余次。表情痛苦，面赤发绀，静脉怒张，涕泪交流，伴鸡啼样哮吼及呕吐。当地肌内注射维生素 K，庆大霉素，口服二氧丙嗪、百咳灵等治疗效果不佳：查体：精神疲惫，无喘，眼睑及面部浮肿，结膜充血，双肺呼吸音稍粗糙，未闻及啰音。治疗方法：治疗前停用所有药物。治疗时患儿俯卧，取大椎、肺俞（双）。先刺大椎，后刺肺俞迅速刺入 0.5cm，中强刺激捻针数次后起针。选用适当型号的火罐，闪火法拔罐 5 分钟，每日 1 次，3～4 次为 1 疗程。按上述方法施治，1 天后痉咳减少 3 次，2 天后减少 6 次，哮吼及呕吐消失，浮肿消退，夜间能安眠，症状体征消失。第 3 天告愈。

按 百日咳是由外感时行疫邪、风寒或风热所致。外邪在肺卫郁久不解，化热入里，热灼津液，炼津为痰，痰热互结，深伏肺之气道，使肺气失于清肃，肺气上逆则发阵阵痉咳。大椎为手足三阳经及督脉之交会穴，能清热利气，解表祛邪；肺俞主治咳喘。所以针刺大椎、肺俞能清肺热，降逆气，解痉止咳。拔火罐则可通经络，调气血平衡脏腑功能。针罐伍用，可相互增强治疗效果，加速治愈痉咳。[针刺拔罐治疗百日咳 310 例疗效观察．中国针灸，1993，13（5）]

（五）注意事项

（1）本病具有传染性，患儿应隔离 4～7 周。病后应细致地做好护理工作，加强营养，避免精神情绪上的刺激，每天应有一定时间的户外活动。

（2）痉咳期应注意防止痰黏难以咳出而造成呼吸困难，应加强看护，随时进行人工呼吸、给氧等急救措施。

二、厌食

厌食系指小儿较长时间的食欲不振。属于中医学"恶食"、"不嗜食"的范畴。小儿厌食的原因很多，可以由消化系统疾病如胃肠炎、肝炎、便秘和全身性疾病如贫血、结核病、锌缺乏、维生素 A 或维生素 D 中毒以及服用引起恶心呕吐的药物等引起。家长喂养不当，对小儿进食的过度关心以致打乱了进食习惯；或小儿好零食或偏食、喜香甜食物、盛夏过食冷饮；或小儿过度紧张、恐惧、忧伤等均可引起厌食。

（一）病因病机

病因：脏腑娇嫩，饮食不调，病后失养，惊恐过度。

病机：脾胃功能受损，导致受纳运化功能失常。

病位：脾、胃。

病性：区别以运化功能改变为主，还是以脾胃气阴不足之象已现为主。

（二）辨证

症状		脾运失健	脾胃气虚	脾胃阴虚
	主症	长期不思进食，厌恶摄食，食量显著少于同龄正常儿童		
	兼症	厌恶进食，饮食乏味，食量减少，或有胸脘痞闷、嗳气泛恶，偶尔多食后脘腹饱胀，大便不调，精神如常	不思进食，食不知味，食量减少，形体偏瘦，面色少华，精神欠振，或有大便溏薄夹不消化物	不思进食，食少饮多，口舌干燥，大便偏干，小便色黄，面黄少华，皮肤失润
	舌脉	舌苔薄白或白腻，脉濡	舌质淡，苔薄白，脉弱无力	舌红少津，苔少或花剥，脉细数
治法	治则	调和脾胃，运脾开胃	健脾益气，佐以助运	滋脾养胃，佐以助运
	取经	足太阳膀胱经、足阳明胃经	足太阳膀胱经、任脉	足太阴脾经、足阳明胃经

（三）治疗

【取穴】

主穴	配 穴	
	分型	取穴
中脘、足三里、肝俞、天枢	脾运失健	脾俞、梁门
	脾胃气虚	脾俞、胃俞、关元
	脾胃阴虚	三阴交、内庭

【方法】

（1）单纯拔罐法：留罐10~15分钟，至皮肤出现红色瘀血或潮红现象为止。每日1次，10次为1个疗程。

（2）刺络拔罐法：用三棱针点刺后拔罐5~10分钟，以拔至皮肤红晕为度。每日或隔日1次，5次为1个疗程。

（3）针刺后拔罐法：先用毫针针刺穴位，得气后出针，然后用闪火法将罐吸拔在针刺后的穴位上，留罐5~10分钟，每日或隔日1次，5次为1个疗程。

（4）走罐法：患儿俯卧，暴露腰背部，局部涂适量润滑油，用闪火法将适当大小的火罐拔于肝俞穴上，向下沿足太阳膀胱经旋转推拉火罐数次，每次约5~10分钟，至皮肤出现红色瘀血为止。隔日1次，10次为1个疗程，每疗程后间休3~5天。

（四）注意事项

（1）本疗法对小儿厌食有一定的疗效。但应当积极寻找引起厌食的原因，采取相应措施。

（2）纠正不良的饮食习惯，保持良好的生活规律，有助于纠正厌食。

三、疳证

疳证是由于喂养不当，或因多种疾病的影响，致使脾胃受损，影响小儿生长发育的慢性疾病。相当于西医学的小儿营养不良及部分寄生虫病。多见于5岁以下的婴幼儿。"疳"有两种含义：一为"疳者甘也"，谓其病由恣食肥甘厚腻所致；二为"疳者干也"，是指病见气液干涸，形体干瘪消瘦的临床特征。前者言其病因，后者言其病机和症状。

（一）病因病机

病因：喂养不当，疾病影响，先天禀赋不足。

病机：脾胃虚损，津液消亡。

病位：脾、胃。

病性：以虚为本。

（二）辨证

		疳气	疳积	干疳
症状	主症	面黄肌瘦、头大颈细、头发稀疏、精神不振、饮食异常、腹胀如鼓或腹凹如舟、青筋暴露		
	兼症	形体略较消瘦，面色萎黄少华，毛发稀疏，食欲不振，或能食善饥，大便干稀不调，精神欠佳，易发脾气	形体明显消瘦，面色萎黄无华，肚腹膨胀，甚则青筋暴露，毛发稀疏如穗，精神不振或易烦躁激动，睡眠不宁，或喜揉眉挖鼻，咬指磨牙，动作异常，食欲减退或善食易饥，或嗜食生米、泥土等异物，大便下虫	极度消瘦，呈老人貌，皮肤干瘪起皱，皮包骨头，精神萎靡，啼哭无力且无泪，毛发干枯，腹凹如舟，或见肢体浮肿，或有紫癜、鼻衄、齿衄等，大便稀溏或便秘，时有低热，口唇干燥
	舌脉	舌淡红，苔薄微腻，脉细滑	舌淡，苔薄腻，脉沉细	舌淡或光红少津，脉沉细弱
治法	治则	和脾健运	消积理脾	补益气血
	取经	足阳明胃经、足厥阴肝经	任脉、足阳明胃经、足太阴脾经	足太阳膀胱经

（三）治疗
【取穴】

主穴	配穴	
	分型	取穴
上脘、四缝、鱼际、足三里、背部膀胱经循行路线	疳气	章门、胃俞
	疳积	建里、天枢、三阴交
	干疳	肝俞、膈俞

【方法】

（1）单纯拔罐法：将罐吸拔在穴位上，留罐 5~10 分钟，然后用三棱针点刺四缝、鱼际穴至微出血。隔日 1 次。

（2）走罐法：用梅花针重刺背部脊柱两侧膀胱经所循行路线；亦可在背部脊柱两侧施以走罐，以皮肤潮红为度，隔日 1 次。

（四）注意事项

（1）平素要注意小儿的饮食调理，营养搭配合理，食有节制，不可养成偏食和挑食的习惯。

（2）注意饮食卫生，预防各种肠道传染病和寄生虫病。

（3）多去户外活动，呼吸新鲜空气，多晒太阳。以增强体质，增进健康。

四、遗尿

遗尿又称"尿床"、"夜尿症"。是指 3 岁以上的小儿睡眠中小便自遗、醒后方知的一种病症。3 岁以下的小儿由于脑髓未充，智力未健，正常的排尿习惯尚未养成，尿床不属病态。年长小儿因贪玩少睡、过度疲劳、睡前多饮等偶然尿床者也不作病论。年龄超过 3 岁，特别是 5 岁以上的儿童，睡中经常遗尿，轻者数日一次，重者可一夜数次，则为病态，方称遗尿症。

本病发病男孩高于女孩，部分有明显的家族史。病程较长，或反复发作，重症病例白天睡眠也会发生遗尿，严重者产生自卑感，影响身心健康和生长发育。西医学认为，本病因大脑皮层、皮层下中枢功能失调而引起。

（一）病因病机
病因：肾气不足，脾肺两虚，下焦湿热。

病机：主要在膀胱约束无权，与肺、脾、肾功能失调，以及三焦气化失司都有关系。

病位：膀胱，与肺、脾、肾、三焦有关。

病性：病症属性有虚有实，以虚证居多。

（二）辨证

症状		肾气不足	脾肺两虚	下焦湿热
	主症	睡中尿床，数夜或每夜一次，甚至一夜数次		
症状	兼症	睡中经常遗尿，甚者一夜数次，尿清而长，醒后方觉，神疲乏力，面白肢冷，腰腿酸软，智力较差	睡中遗尿，少气懒言，神倦乏力，面色少华，常自汗出，食欲不振，大便溏薄	睡中遗尿，尿黄量少，尿味臊臭，性情急躁易怒，面赤唇红，口干，或夜间梦语磨牙
	舌脉	舌质淡，苔薄白，脉沉细无力	舌淡，苔薄，脉细少力	舌红，苔黄或黄腻，脉弦数
治法	治则	温补肾阳，固涩小便	益气健脾，培元固涩	清热利湿，调理膀胱
	取经	督脉	足太阳膀胱经、足阳明胃经	任脉、足太阴脾经

（三）治疗

【取穴】

主穴	配 穴	
	分型	取穴
肾俞、关元、中极、膀胱俞	肾气不足	命门、腰阳关
	脾肺两虚	脾俞、肺俞、足三里
	下焦湿热	曲骨、阴陵泉

【方法】

（1）单纯拔罐法：留罐3~5分钟，1~2日1次。

（2）针刺后拔罐法：先用毫针刺入得气，出针后留罐10分钟，1~2日1次。

（3）指压拔罐法：先用一拇指按压穴位5~10下（逐渐加力），然后拔罐5~10分钟，每日1次。

（4）灸罐法：每日用温灸器（或艾条）灸治5~10分钟，然后拔罐5~15分钟。

（5）走罐法：患者俯卧，充分暴露腰背部。先在背部或罐口涂抹适量的润滑油，再沿足太阳膀胱经走罐，至皮肤局部出现瘀血为度。一般 15～20 分钟。每日 1 次，10 次为 1 个疗程，每疗程间休 3～5 天。

（四）医案

张某，男，9 岁，学生，于 1997 年 6 月 28 日来我院就诊。其母代诉：患儿尿床达 5 年，每周 2～3 次不等，尿量较多，睡眠昏沉，久唤难醒。经体检，一般情况尚可，无神经系统检查异常，排除隐性骶裂，尿常规正常，诊断为功能性遗尿症。治疗方法：患者排空小便后，仰卧闭目，穴位用 0.5% 碘酊消毒后，先取 1.5 寸 30 号不锈钢毫针沿皮迎经向后刺入百会穴，进针 1 寸许，并可同时用左手押手五指点按四神聪穴片刻。然后再用 2 寸 30 号不锈钢毫针，斜刺关元穴，得气后将针体放平约成 15°～25° 角沿皮横刺透穴至中极。最后取 0.5 寸 30 号不锈钢短毫针快速刺入人中穴，入穴 0.2～0.3 寸，针向鼻中隔。以上为"三针"，可留针 10～15 分钟。起针后嘱患儿侧卧位，神阙和八髎穴拔火罐并留置 5～10 分钟，此为"两罐"。每日 1 次，5 次为 1 疗程，疗程间休息 2 天。采用上法治疗 5 次，第一周仅遗尿 1 次，续治两周 10 次，即未见遗尿，随访至今无复发。

按 遗尿一症，中医学责之于肾气不足或脾肺气虚，膀胱失约而致。三针中，关元穴乃足少阴肾经、足太阴脾经、足厥阴肝经与任脉的交会穴，中极亦为足三阴与任脉之会，又是膀胱的募穴，因此关元透中极具有充益肾气、固摄下元的作用。百会穴属督脉之要穴，督脉总管一身之阳气，通于脑，故百会能醒脑开窍，提高阳气之功能，肾气对膀胱之约束而止尿。人中和四神聪均有醒脑开窍的作用，也对大脑发育迟缓者有治疗作用。两罐中，神阙穴是交通心肾、制约膀胱的首要穴位；于神阙穴拔罐，正是为了温通肾阳，宁心安神；八髎穴为膀胱经穴位，于此穴拔火罐可加强膀胱的气化功能，同时也可刺激深部的骶丛神经对膀胱功能的调节。针刺与拔罐同用使膀胱开合有度，遗尿自止。[*三针两罐法治疗遗尿症 51 例*. *针灸临床杂志*，2000，16（5）]

（五）**注意事项**

（1）在治疗期间家长要配合医生治疗，培养孩子按时排尿的习惯，白天不要玩得太疲劳，夜间家长要定时叫醒患儿起床排尿，有助于提高疗效。同时注意临睡前少饮水，并排空小便。家长要消除孩子的紧张恐惧心理，树立信心和勇气，不要因尿床而打骂孩子。

（2）积极查治可能引发小儿遗尿的其他病证。

第六节　五官科疾病

一、目赤肿痛

目赤肿痛又称"赤眼"、"风火眼"、"天行赤眼"，俗称"红眼病"。往往双眼同时发病，春夏两季多见。常见于西医学的流行性（出血性）结膜炎。其临床表现以结膜充血、分泌物增多和目内异物感为特征。

（一）病因病机

病因：风热外袭，热毒炽盛。

病机：经气阻滞，火郁不宣；脏腑积热，复感疫毒，内外合邪。

病位：目，与肝、胆关系密切。

病性：初发多属实证，病久常见虚证，亦虚有实夹杂者。

（二）辨证

		实证		虚证
		风热外袭	热毒炽盛	阴虚火旺
症状	主症	白睛红赤，沙涩灼热，怕光流泪，分泌物多且清稀	白睛红赤，胞睑肿胀，怕光刺痛，热泪如汤，分泌物多且胶结。重者白睛点状或片状溢血，黑睛生星翳	目锈磨痛，干燥瘙痒，怕光流泪
	兼症	发热，头痛，喷嚏，流涕，咽痒，咽痛	头痛心烦，口渴喜饮，小便黄，大便秘结	口干鼻燥，咽喉干痛，或舌鼻生疮
	舌脉	舌红、苔薄白或薄黄，脉浮数	舌红、苔黄，脉数	舌质红赤或绛，舌苔薄白，脉弦细数
治法	治则	疏风解表清热	清热凉血解毒	滋阴清热
	取经	足太阳膀胱经、手阳明大肠经	督脉、足太阳膀胱经、足厥阴肝经	足太阳膀胱经、足少阴肾经

（三）治疗
【取穴】

主穴	配　穴	
	分型	取穴
大椎、风池、印堂、太阳	风热外袭	曲池
	热毒炽盛	侠溪、行间
	阴虚火旺	肝俞、膈俞

【方法】

（1）刺络拔罐法：先用三棱针点刺穴位，以微出血为度。然后用闪火法将罐吸拔在点刺穴位上，留罐10～15分钟，每日或隔日1次。

（2）挑罐法：先用三棱针在穴位上点刺或挑穴，然后将罐吸拔在穴位上，留罐20～30分钟，每日1次，待症状缓解后改为隔日1次。

（3）出针酒罐法：先用毫针针刺，得气后出针，用小抽气罐盛75%酒精3～5ml，然后吸拔在针刺穴位上。留罐20～30分钟，每日1次，待症状缓解后改为隔日1次。

（四）医案

张某，男，19岁。患红眼病14天，两眼红肿，球结膜水肿充血，畏光流泪，眼痒伴有异物感；且周身不适，心烦咽干，舌尖边赤，苔薄黄，脉浮数等症状。治疗方法：大椎、耳尖为主穴，少泽为配穴。治疗时用无菌6号针头在消毒后的穴位耳尖、少泽点刺放血3～5滴，点刺大椎穴出血（即在大椎穴上下，左右各五分处点刺一针），加拔火罐，留罐5～10分钟左右。经用针罐治疗1次后（大椎穴放血15ml左右），两眼红肿，畏光流泪等症状消失，两眼无异物感而痊愈。

按 中医学认为"红眼病"系感受风热邪毒所致，治宜清泄风热，消肿止痛。大椎为督脉经穴及诸阳之会，其散风清热和治疗热病有其独特的功能。耳尖具有清热祛风，解痉止痛之功。少泽为手太阳小肠经的井穴，心与小肠相表里，清心泄热之功尤强，《百症赋》有"攀睛攻少泽"的记载。三穴伍并采用刺血拔罐，具有疏通经络，清热解毒，消肿止痛之效，因而使病短期而愈。[针罐结合治疗红眼病100例.湖北省卫生职工医学院学报，1992，（1）]

（五）注意事项

（1）本病具有传染性、流行性，患者用过的器具要严格消毒，防止交互感染。

（2）饮食宜清淡，忌辛辣、发物等，多饮水，注意休息。

二、麦粒肿

麦粒肿又名"针眼"、"土疳"，相当于西医学的外睑腺炎。多发于单侧，且有惯发性，以青少年为多发人群。临床表现为胞睑边缘生小硬结，红肿疼痛，形似麦粒。

（一）病因病机

病因：风热外袭、热毒炽盛、脾虚湿热。

病机：风热之邪客于胞睑，或脾虚湿热，上攻于目。

病位：目，与肝、脾关系密切。

病性：多属实证，亦有虚实夹杂者。

（二）辨证

		实证		虚证
		风热外袭	热毒炽盛	脾虚湿热
症状	主症	针眼初起，痒痛微作，局部硬结微红肿，触痛明显	胞睑红肿，硬结较大，灼热疼痛，有黄白色脓点，白睛壅肿	眼睑微红肿，硬结固定，疼痛不甚剧烈，常反复发作，多见于儿童
	兼症	恶寒，发热，头痛，咳嗽	心烦，口渴喜饮，小便短赤，大便干结	面色少华，气短懒言，偏食，腹胀便结
	舌脉	舌苔薄黄，脉浮数	舌红苔黄或腻，脉数	舌红苔薄黄，脉细数
治法	治则	疏风清热，消肿止痛	清热凉血解毒	健脾利湿
	取经	足太阳膀胱经、足厥阴肝经、手足阳明经	督脉、足太阳膀胱经、足厥阴肝经、手足阳明经	足太阳膀胱经、足太阴脾经

（三）治疗

【取穴】

主穴	配穴	
	分型	取穴
大椎、肺俞、脾俞、膏肓俞	风热外袭	风池、合谷
	热毒炽盛	曲池、行间
	脾虚湿热	三阴交、阴陵泉

【方法】

(1) 梅花针叩刺后拔罐法：用梅花针叩刺至微出血，然后拔罐10~15分钟，每日1次。

(2) 刺络拔罐法：先用三棱针点刺穴位，然后用闪火法将罐吸拔在穴位上，留罐15分钟。

(3) 挑罐法：先用三棱针在穴位上点刺或挑穴，然后将罐吸拔在穴位上，留罐10~15分钟，每日或隔日1次。

(4) 单纯拔罐法：留罐10~15分钟，每日或隔日1次。

(四) **注意事项**

(1) 拔罐疗法对初期患者效果明显，若脓肿已形成可配合眼科切开引流。

(2) 治疗期间饮食宜清淡，忌食辛辣刺激食物。

(3) 嘱患者自己切不可挤压排脓，否则易引起眶蜂窝织炎甚至败血症或海绵窦血栓。

三、近视

近视是以看近物清晰、视远物模糊为主要特征的一种眼病。

(一) **病因病机**

病因：肝肾亏虚，脾气虚弱，心阳不足。

病机：先天禀赋不足，后天发育不良，用眼不当，目络瘀阻，目失所养。

病位：目，与心、肝、肾、脾关系密切。

病性：多属虚证。

(二) **辨证**

		虚证		
		肝肾亏虚	脾气虚弱	心阳不足
症状	主症	视物昏暗，眼前黑花飞舞	视物模糊，双目疲劳	视力减退，瞳仁无神
	兼症	头昏耳鸣，多梦，腰膝酸软	食欲不振、腹胀腹泻、肢体乏力	神疲乏力，畏寒肢冷，心烦，失眠健忘
	舌脉	舌偏红少苔，脉细	舌淡苔白，脉弱	舌红苔薄，脉弱

续　表

		虚证		
		肝肾亏虚	脾气虚弱	心阳不足
治法	治则	滋补肝肾，益气明目	补中益气，养血明目	温补心阳、安神明目
	取经	足厥阴肝经、足少阴肾经、足少阳胆经	足太阳膀胱经、足太阴脾经	足太阳膀胱经、手厥阴心包经、手少阴心经

（三）治疗

【取穴】

主穴	配　穴	
	分型	取穴
大椎、肝俞、脾俞、肾俞	肝肾亏虚	太冲、太溪
	脾气虚弱	胃俞、足三里、三阴交
	心阳不足	心俞、膈俞、内关

【方法】

单纯拔罐法：留罐 30 分钟左右。配合做眼部保健操，常用穴位有攒竹、睛明、瞳子髎、承泣。

（四）注意事项

（1）注意用眼卫生，不要在光线太强或太弱的环境下看书写字，不躺着、走着、坐车看书，经常眺望远方，以减轻视疲劳。

（2）拔罐对预防近视，减轻视疲劳有明显效果，可定期进行拔罐，也可经常做眼部保健操。

四、青光眼

青光眼是以眼压升高、眼底改变、视力下降和视野缺损为主要临床表现的眼病。

（一）病因病机

病因：肝阳暴亢，痰火瘀滞，肾阳不足，肝肾阴虚。

病机：痰湿阻络，阴虚阳亢，气血失和，经脉不利。

病位：目，与肝、肾关系密切。

病性：初发多属实证，病久常见虚证。

（二）辨证

		实证		虚证	
		肝阳暴亢	痰火瘀滞	肾阳不足	肝肾阴虚
症状	主症	急性发作，眼压升高，头目剧痛，眼部重度充血，视力急降甚或失明	眼压升高，头、眼疼痛较甚，视力下降	眼压偏高，头目胀痛，瞳孔散大，视物昏朦	眼压偏高，头目胀痛，瞳孔散大，视物昏朦
	兼症	性情急躁易怒，小便黄，大便结	眩晕，胸脘满闷，恶心呕吐，小便黄，大便结	精神倦怠，食欲减退，畏寒肢冷，夜尿频繁	眩晕耳鸣，口燥咽干，心烦失眠，腰膝酸软
	舌脉	舌红、苔黄，脉弦数	舌红、苔黄腻，脉滑数	舌淡，苔薄白，脉细无力	舌红，少苔，脉细数
治法	治则	平降肝阳	清热泻火，化痰通络	温补肾阳	滋阴潜阳
	取经	足厥阴肝经、足少阳胆经	足阳明胃经、足太阴脾经	足太阳膀胱经、足少阳胆经	足太阳膀胱经、足少阴肾经

（三）治疗

【取穴】

主穴	配 穴	
	分型	取穴
大椎、肝俞、胆俞、心俞、身柱、脾俞	肝阳暴亢	太冲、光明
	痰火瘀滞	丰隆、大都
	肾阳不足	肾俞、命门
	肝肾阴虚	肾俞、太溪

【方法】

（1）刺络拔罐法：先用三棱针在穴位上点刺，然后用闪火法将罐吸拔在点刺的穴位上，留罐 15～20 分钟，每日或隔日 1 次。

（2）针刺后拔罐法：以毫针用平补平泻法针刺，留针 20～30 分钟，起针后，拔罐 15～20 分钟。每日或隔日 1 次，10 次为 1 个疗程。

（3）单纯拔罐法：虚证留罐 15～20 分钟，起罐后加温灸 5～10 分钟。每日或隔日 1 次，10 次为 1 个疗程。

（4）走罐法和坐罐法：患者俯卧，背部涂润滑介质，用大号玻璃罐，沿足太阳膀胱经行旋转走罐，约 5 ~ 10 分钟。然后再于穴位上坐罐，留罐 10 ~ 15 分钟。每周 2 次，连续治疗 5 个月。

（四）注意事项

（1）本病要早诊断、早治疗，中晚期治愈难度较大。

（2）平时要保持心情愉快，避免情绪激动，节制房事，避免劳倦，并慎用解痉药物。

五、视神经萎缩

视神经萎缩是由于多种原因所造成的视神经纤维的退行性病变和传导功能障碍。如不及时治疗，将导致患眼永久失明。

（一）病因病机

病因：外感六淫、七情郁结、饮食不节、劳逸失度、热病久病、头目外伤及先天禀赋不足等引起。

病机：目中玄府闭塞，致目视不明。其形成与肝肾亏损，精血不足；脾肾阳虚精微不化；久病心营亏损；热病后期，阴精耗伤；七情郁结，肝失条达密切相关。此外，头眼部外伤，肿瘤压迫，颅内手术等使目系受损，脉络瘀滞，玄府闭阻也可形成本病。也可由青风内障、高风内障、暴盲等病演变而成。

病位：肝、脾、肾。

病性：实证、虚证。

（二）辨证

		实证		虚证
		肝气郁结	血瘀阻络	肝肾阴虚
症状	主症	目视不明，眼目无神，眼底有视神经萎缩之改变	外眼无异，视物昏矇渐至失明，头眼部多有外伤史，眼底有视神经萎缩的病变	视力渐降，甚至失明，眼底有视神经萎缩之改变
	兼症	全身可见情志不舒，头晕目胀，口苦胁痛	全身可见头痛健忘	全身可见头晕耳鸣，腰膝酸软，盗汗口干
	舌脉	舌淡苔黄，脉弦细数	舌紫暗，脉涩	舌红少苔，脉细弱
治法	治则	疏肝解郁，活血明目	活血化瘀，通窍明目	补益肝肾，开窍明目
	取经	足少阳、足厥阴经穴为主	足少阳经穴为主	足少阳、足少阴经穴为主

（三）治疗
【取穴】

主穴	配　穴	
	分型	取穴
肝俞、脾俞、肾俞、光明、足三里、三阴交	肝气郁结	行间、侠溪
	血瘀阻络	膈俞
	肝肾阴虚	太溪

【方法】

单纯拔罐法：用闪火法将罐吸拔在穴位上，留罐 10～15 分钟，隔日 1 次。

（四）注意事项

（1）本病要坚持治疗，平时心情要舒畅，避免情绪激动，加强营养，多食羊肝以及富含维生素 A 的食物，注意休息。

（2）治疗过程中，要积极查治可能引发本病的原发病症。

六、耳鸣耳聋

耳鸣是自觉耳内鸣响，妨碍听觉的症状；耳聋是听力不同程度的减退，甚至完全丧失，其轻者又称为"重听"，重者则称为"耳聋"。

（一）病因病机

病因：外感六淫、七情郁结、饮食不节及劳损、先天禀赋不足、肾精亏虚、脾胃虚弱引起。

病机：实多为恼怒、惊恐，肝胆风火上逆，以致少阳经气闭阻；虚为肾虚气弱，肝肾亏虚，精气不能上濡于耳而成。

病位：肝胆、肾。

病性：实热证，虚证。

（二）辨证

		实证			虚证	
		风邪外袭	肝胆火盛	痰火郁结	肾精亏虚	脾胃虚弱
症状	主症	开始多有感冒症状，继之卒然耳鸣，耳聋，耳闷胀	耳鸣、耳聋每于郁怒之后突发或加重，耳胀痛	耳鸣如蝉，闭塞如聋	耳聋渐至，耳鸣夜间尤甚	耳鸣、耳聋时轻时重，遇劳加重，休息则减

续　表

		实证			虚证	
		风邪外袭	肝胆火盛	痰火郁结	肾精亏虚	脾胃虚弱
症状	兼症	头痛，发热，恶风，口干	头痛面赤，烦躁易怒，口苦咽干，大便秘结	头晕目眩，胸闷痰多	失眠，头晕，腰膝酸软	神疲乏力，食少腹胀，大便易溏
	舌脉	舌红，苔薄白或薄黄，脉浮数	舌红，苔黄厚，脉弦数	舌红，苔黄滑，脉弦滑	舌红，苔少或无，脉细弦或细弱	舌淡，苔薄白或微腻，脉细弱
治法	治则	疏风泻火	清热泻火	化痰开窍	补肾填精	健脾益气
	取经	手、足少阳经为主	手、足少阳、足厥阴经为主	手、足少阳、足阳明经为主	手、足少阳、足少阴经为主	手、足少阳、足太阴经为主

（三）治疗

【取穴】

主穴	配　穴	
	分型	取穴
太阳、耳门、听宫、肝俞	风邪外袭	风池、外关、合谷
	肝胆火盛	行间、丘墟
	痰火郁结	丰隆、内庭
	肾精亏虚	肾俞、太溪、关元
	脾胃虚弱	足三里、脾俞

【方法】

（1）刺络拔罐法：先用三棱针点刺出血，血止后再拔罐 5～15 分钟。隔日治疗 1 次。

（2）针刺后拔罐法：先用毫针针刺，出针后拔罐，留罐 15 分钟。每日或隔日治疗 1 次。

（四）医案

霍某某，女，38 岁。初诊日期：2005 年 10 月 13 日。主诉：突发耳聋 15 天。病史：自诉 15 天前适值影院看电影，突感右耳闭塞、听力减弱、时有耳鸣，次日入院。西医诊断：神经性耳聋。曾在某医院住院，口服西药治疗 5 天，症状无明显改善，听力测试右耳 85 分贝。常感恶寒肢冷、倦怠神疲，眠可，二便正常。形体瘦高，面色萎黄，舌质淡红，舌苔薄白，脉细。中医诊断：暴聋。辨证：气血不足，风寒阻络。治则：疏风散寒，补气活血。肩背部拔罐，每次留罐 5 分钟；针刺取听宫（右）、风池（右）、翳风（右）、外关（右）、合谷（右）、足三里（双），仰卧取穴，毫针刺，平补平泻手法，留针 20 分钟，每 10 分钟捻转 1 次。留针期间，用 TDP 灯照射患侧耳部。治疗 2 次后复诊：耳鸣减轻，听力改善。治疗 4 次后复诊：因感冒 2 天，右侧耳鸣声加重。拔罐治疗同前；针刺取听宫（右）、风池（双）、合谷（双）、外关（右）、中渚（右），俯卧取穴，毫针刺，平补平泻手法，留针 20 分钟，每 10 分钟捻转 1 次。留针期间，用 TDP 灯照射项背部。治疗 8 次后复诊：耳鸣减轻，恶寒肢冷好转，面色红润；听力测试：右耳 30 分贝（1 个月前 85 分贝），高、中音频听力较差。治疗方法如初诊，针刺取穴完骨易翳风。经拔罐针刺治疗 15 次，听力好转，无明显耳鸣，全身情况良好而告愈。

按 神经性耳鸣属中医学"耳鸣"、"耳聋"范畴，都是听觉异常的症状。治疗时先予以拔罐，温通经络，疏风散寒。针灸处方选取翳风、风池、完骨、听宫、外关、中渚，以少阳经穴为主，远近配穴，活络通窍；取阳明经穴合谷、足三里益气养血以聪耳；风池与合谷穴配用更加强祛风通络作用。全方体现辨证论治、循经取穴、全身调理与局部治疗相结合，故治疗后患者临床症状缓解迅速，全身情况改善良好。[针刺拔罐治疗突发性耳聋体会．四川中医，2006，24（11）]

（五）**注意事项**

（1）引起耳鸣、耳聋的原因十分复杂，在治疗中应明确诊断，配合原发病的治疗。

（2）生活规律和精神调节对耳鸣、耳聋患者的健康具有重要意义。应避免劳倦，节制房事，调适情绪，保持耳道清洁。

七、鼻炎

鼻炎是指鼻腔黏膜的炎性病变，分为急性、慢性和过敏性几种。急性鼻炎是鼻腔黏膜的急性感染性炎症，慢性鼻炎包括单纯性鼻炎、肥厚性鼻炎和萎缩性鼻炎，为鼻黏膜和黏膜下的慢性炎性疾病，可由急性鼻炎日久不愈迁延而来，或由灰尘或化学物质长期刺激而致。

过敏性鼻炎又名"变态反应性鼻炎",是由多种特异性致敏原引起的鼻粘膜变态反应性疾病。

(一) 病因病机

病因:外因感受风寒、风热之邪,内因脏腑功能失调。

病机:风寒或风热之邪入侵,上犯鼻窍,宣降失常,清窍不利。

病位:主要与肺、胃、肝、胆、脾等脏腑邪实或虚损有关。

病性:实证,虚实夹杂。

(二) 辨证

		实证		虚证
		风邪外袭	气滞血瘀	气虚邪滞
症状	主症	外感风寒者,鼻塞较重,喷嚏频作,涕多而清稀,鼻音重浊 外感风热者,鼻塞而干,时轻时重,或鼻痒气热,涕少黄稠	持续性鼻塞,涕多而黏色白或黄稠,嗅觉不敏,声音不畅	鼻塞时轻时重或昼轻夜重,涕黏而稀,遇寒加重
	兼症	外感风寒者,头痛,身痛,无汗,恶寒 外感风热者,发热恶风,头痛咽痛,口渴喜饮		头晕头重肺气虚者,自汗脾气虚者,气短声低,倦怠懒言,纳差,腹胀,腹泻 肾气虚者,形寒肢冷,腰膝酸软
	舌脉	外感风寒者,舌淡,苔薄白,脉浮紧 外感风寒者舌红,苔白或微黄,脉浮数	舌质红或有瘀点,脉弦细涩	舌淡红,苔薄白,脉虚弱
治法	治则	疏风解表,宣通鼻窍	行气活血,化与通窍	补肺,健脾,益肾
	取经	手阳明经为主	手阳明、足太阳经为主	手阳明、足太阳经为主

(三) 治疗

【取穴】

主穴	配穴	
	分型	取穴
大椎、肺俞、足三里	风邪外袭	风池、曲池
	气滞血瘀	膈俞、通天
	气虚邪滞	百会、脾俞

【方法】

（1）刺络拔罐法：先用三棱针点刺，以微出血为度，然后拔罐15～20分钟。每日治疗1次，5次为1个疗程。

（2）挑罐法：先用三棱针挑刺穴位，然后用闪火法将罐吸拔在穴位上，留罐10～15分钟，每周2次，症状缓解后改为每周1次，5次为1个疗程。两个疗程间隔1周。

（3）单纯拔罐法：留罐15～20分钟。每日1次，10次为1个疗程。

（4）针刺后拔罐法：先用毫针刺入，得气后，留针15分钟。起针后，再拔罐，留罐15～20分钟。每日1次，10次为1个疗程。

（5）灸罐法：慢性鼻炎适用，先拔罐15～20分钟，起罐后加温灸，每日1次。

（四）医案

宣某某，男，16岁。学生。2006年7月14日初诊。反复鼻塞流涕喷嚏10余年，每于梅雨季或吹冷空调时诱发。今再发3天，鼻塞流涕，喷嚏频频，连打10余个方罢，夜卧鼻塞加重，舌尖红、苔白，脉浮数。此为素体卫虚，风邪化热，肺气失宣，鼻窍闭塞。治拟祛风清热。取穴：风池、迎香、上星、曲池、合谷、肺俞。方法：毫针刺用泻法，得气后留针20分钟，背俞穴针后拔罐10分钟。每日1次。治疗3天后偶有鼻塞流涕，或喷嚏一二，坚持治疗10次，诸症缓解。1年后回访，鼻炎再无明显发作。

按 鼻炎属中医"鼻鼽"范畴。中医学认为本病病位在肺，与脾肾密切相关，病机是肺气虚弱，肺气不足，腠理疏松，卫表不固，风寒外邪乘虚而入，犯及鼻窍，邪正相搏，津液停聚，鼻窍壅塞，遂至本病。迎香主宣通鼻窍，《针灸甲乙经》云："鼻鼽不利，窒洞气塞，喎僻多涕，鼽衄有痈，迎香主之。上星属督脉穴，督脉为阳脉之海，针刺上星以振奋阳气，《玉龙歌》"上星……主鼻流清涕"。风池穴为治风之要穴，曲池、合谷为循经远取之法，可调理阳明经气，以治疗经脉所过疾病。肺俞为治疗肺脏疾病的重要腧穴，针刺完拔罐更加强了治疗肺部疾患的作用。[针刺加拔罐治疗变应性鼻炎35例临床观察.浙江中医杂志，2008，43（4）]

（五）注意事项

（1）拔罐疗法对缓解和治疗鼻炎有较好的疗效。本病要坚持治疗，尽量避免致敏原，积极查治可能引发鼻炎的其他疾病。

（2）日常生活起居，要避免伤风感冒。适当的体育锻炼以增强体质，提高抵抗力，少吃辛辣厚味食物。

八、鼻出血

鼻出血可见于许多疾病之中。出血的局部原因有鼻外伤、鼻腔炎症、鼻腔肿瘤、鼻中隔偏曲、小儿鼻腔异物并发炎症等；全身原因如高血压、动脉硬化、血液病、流感、伤寒、出血热、肝硬化、尿毒症、重金属或药物中毒、维生素缺乏及营养不良等。

（一）病因病机

病因：外感六淫、内伤七情，以及饮食劳逸、损伤、脾虚气弱引起。

病机：火热灼络，气不摄血。

病位：火分虚实，实火（热）与肺、胃、肝胆、心火壅盛关系密切；虚火主要是肺胃与肝肾阴虚。气不摄血与脾虚关系密切。

病性：实火、虚火。

（二）辨证

		实证			虚证	
		肺经郁热	胃火炽盛	肝火上炎	阴虚火旺	脾虚气弱
症状	主症	发作突然，鼻血点滴而出，量多、色红，鼻咽干燥	鼻血量多、色深红	来势急骤，出血较多，色深红	鼻出血时作时止，血色红，量不多	鼻血渗渗而出，淋漓难止，色淡红
	兼症	咳嗽，痰黄，口干身热	烦渴引饮，牙龈红肿甚至出血，大便秘结，小便短赤	烦躁不安，头痛，眩晕，耳鸣，口苦，咽干，胸胁胀满，面红目赤	口干不欲饮，耳鸣目眩，五心烦热	面色无华，神倦懒言，头昏眼花，食少便溏
	舌脉	舌质红，苔薄白而干，脉数	舌质红，苔黄，脉滑数	舌质红，苔黄，脉弦数	舌红绛，少苔，脉细数	舌淡，苔薄，脉缓弱
治法	治则	清热泻火，凉血止血			养阴清热	健脾益气
	取经	手阳明、手太阴经为主	手、足阳明经为主	手阳明、足厥阴经为主	手阳明、足少阴经为主	手阳明、足太阴经为主

（三）治疗
【取穴】

主穴	配　穴	
	分型	取穴
两侧胁肋部、大椎、关元、肺俞	肺经郁热	少商、尺泽
	胃火炽盛	内庭、厉兑
	肝火上炎	太冲、行间
	阴虚火旺	太溪、太冲
	脾虚气弱	足三里、三阴交

【方法】

（1）走罐法：先在胁肋部走罐 7 ~ 10 遍，使皮肤出现紫红色或乌黑色略凸起的瘀点，然后在最显著的瘀点注射普鲁卡因进行局麻，再以三棱针挑断皮下纤维，每日用艾条温和灸针口约 20 分钟，每周1 次。

（2）梅花针罐法：以梅花针重叩出血，然后将罐吸拔在穴位上，留罐 10 ~ 15 分钟，复发者每周 2 次。

（四）医案

患者，男，19 岁。初诊日期：2008 年 12 月 19 日。主诉：鼻出血 2 天，加剧 1 日。病史：2 日前在训练时突然左侧鼻腔出血，色深红，量多，舌质偏红，脉细，每日出血 2 ~ 4 次。鼻镜检查：左侧鼻黏膜有轻度糜烂。诊断：高原单纯性鼻出血。治疗：患者取俯伏坐位，穴位常规消毒。用梅花针均匀叩刺大椎穴，以有血渗出为度，然后用玻璃火罐以闪火法快速在大椎穴拔罐，留罐 20 分钟。针刺双侧迎香，用提插泻法。治疗均隔 2 日进行 1 次，2 次为 1 个疗程。经上法治 1 个疗程后痊愈，3 个月后随访未复发。

按 鼻出血是可发生于任何年龄、任何季节的一种常见症状。大椎属督脉，督脉为阳脉之海，叩刺大椎穴可调整阴阳、活血化瘀、祛瘀通络，放血拔罐可引起血液流变学指标的变化，改善血液高黏滞状态，达到止血的目的。针刺迎香祛除病邪，恢复局部血络之正常功能而止血。刺络拔罐对本病有一定的治疗效果。但对于因外伤等原因所致者，尤其是中老年无原因的鼻出血，只可以作为应急方法，血止后还应专科进一步检查，防止遗漏其他病症。[大椎穴刺络

拔罐为主治疗高原单纯性鼻出血118例. 中国针灸, 2011, 31 (3)〕

（五）**注意事项**

（1）鼻出血时不要紧张和恐惧，患者应取坐位或半坐位，出血量大时应配合局部填塞止血，以防止出血过多造成不良后果。如疑有休克时，可平卧低头。

（2）在拔罐治疗的同时应配合治疗原发疾病。

（3）平素患者不要吃辛辣刺激食物，改变挖鼻习惯，避免鼻部损伤。

九、牙痛

牙痛是口腔疾患中最常见的症状。西医学中的龋齿、牙髓炎、牙周炎、牙槽或牙周脓肿、冠周炎及牙本质过敏等均可引起牙痛。

（一）**病因病机**

病因：总因火热所致。

病机：多因风火邪毒侵及牙体或牙龈，邪聚不散，气血滞留，瘀阻脉络而为病；亦有恣酒嗜辛，肠胃积热，郁久化火，火毒循胃经上攻于齿所致。肾阴不足，虚火上炎亦可引起牙痛。

病位：牙痛主要与手足阳明经和肾经有关。

病性：实火、虚火。

（二）**辨证**

		实证		虚证
		风火外袭	胃火炽盛	虚火上炎
症状	主症	发作急骤，牙痛剧烈，牙龈红肿，喜凉恶热	牙痛剧烈，牙龈红肿甚至出血，遇热更甚	牙齿隐隐作痛，时作时止，午后或夜晚加重，日久不愈可见牙龈萎缩，甚至牙根松动
	兼症	发热，口渴，腮颊肿胀	口臭，尿赤，便秘	头晕眼花，腰膝酸软
	舌脉	舌红，苔薄黄，脉浮数	舌红，苔黄，脉洪数	舌质红嫩，少苔或无苔，脉细数
治法	治则	清热泻火，消肿止痛		养阴清热，降火止痛
	取经	手足阳明经为主		手足阳明、足少阴经为主

（三）治疗

【取穴】

主穴	配　　穴	
	分型	取穴
阿是穴、颊车、合谷、下关	风火外袭	曲池、大椎
	胃火炽盛	内庭、胃俞
	虚火上炎	太溪、肾俞

【方法】

（1）刺络拔罐法：取压痛点，在痛点中心用三棱针点刺放血（每点刺1下，每次不超过4下，直刺深度0.3~0.5cm）后，再拔罐，留罐5~10分钟。每日1次。

（2）梅花针叩刺后拔罐法：先用梅花针叩刺后，留罐10~20分钟。每日1次。

（3）针刺后拔罐法：先针刺，留针5分钟，出针后拔罐，留罐15分钟。每日1次。

（四）注意事项

（1）平时要讲究口腔卫生，早晚刷牙，饭后漱口，睡前不吃甜食，少食辛辣。

（2）在牙痛缓解后，查找根治可能会引发牙痛的其他疾病。

十、咽喉肿痛

咽喉肿痛以咽喉红肿疼痛、吞咽不适为特征。属于中医学喉痹、急喉风、慢喉风、乳蛾、喉蛾的范畴。

（一）病因病机

病因：多由风热、肺、胃郁热和肾阴不足引起。

病机：火热上炎，蕴结或灼于咽喉，脉络阻滞。

病位：肺、胃、肾。

病性：虚火、实火。

（二）辨证

		实证		虚证
		风热壅肺	胃火痰热	阴虚火旺
症状	主症	咽部红肿疼痛，干燥灼热	咽部红肿，灼热疼痛，咽喉有堵塞感	咽部微肿、疼痛，喉间有异物感，咽干喉燥声音嘶哑
	兼症	发热，汗出，头痛，咳嗽有痰，小便黄	高热，口渴喜饮，头痛，痰黄黏稠，大便秘结，小便短赤	不欲饮水，手足心热，午夜尤甚
	舌脉	舌质红，苔薄白或微黄，脉浮数	舌红，苔黄，脉数有力	舌红，少苔，脉细数
治法	治则	清热泻火，消肿止痛		育阴潜阳，降火止痛
	取经	手太阴、手太阳、手阳明经为主	手太阴、手足阳明经为主	手太阴、手阳明、足少阴经为主

（三）治疗

【取穴】

主穴	配穴	
	分型	取穴
大椎、肺俞、风池、照海	风热壅肺	曲池、外关
	胃火痰热	丰隆、足三里、太冲
	阴虚火旺	肾俞、三阴交

【方法】

（1）刺络拔罐法：先用三棱针点刺，然后拔罐 15～20 分钟，以每穴吸出少许血液为佳。隔日治疗 1 次，10 次为 1 个疗程。

（2）单纯拔罐法：留罐 15～20 分钟。每日或隔日 1 次，10 次为 1 个疗程。

（3）梅花针叩刺后拔罐法：先梅花针叩刺后，留罐 15～20 分钟。隔日治疗 1 次，5～10 次为 1 个疗程。

（四）医案

张某，男，23 岁，学员。主述：恶寒、发热、咽喉肿痛，大便干结 2 天。查：体温 38.7℃，咽部充血（＋＋），双扁桃体Ⅱ度肿大，心肺正常。即用背部穴位大椎、肺俞、肝俞刺络拔罐，少商、商阳点刺放血。治疗 1 次后，病人即感咽部清爽，痛减，体温降至

37.5℃以下，又治疗两次，诸症消失而痊愈。

按 咽喉肿痛是临床常见疾病，主要由于外感风热邪毒、熏灼肺系，或肺胃二经郁热上扰而致咽喉肿痛。大椎穴是手足三阳经与督脉之会穴，刺之，可激发阳经之脉气通阳解表而退热，是治疗热病的特效穴。肺俞穴、肝俞穴分别是肺经、肝经的背俞穴，刺之可清肺泻火、疏肝理气，泻火通经"气通火泻则喉痹可解"。少商穴点刺出血可清泻肺经之邪热，是治疗咽喉病的要穴。肺与大肠相表里，点刺手阳明之商阳穴，以泄大肠热邪，使肺之邪热经大肠而泄泻，二者相伍，有清利咽喉、泻热通便的作用。诸穴刺络再配合拔罐，则清热、祛邪、消肿、止痛的作用更强。[三棱针点刺配合拔罐治疗急性咽喉肿痛156例. 针灸临床杂志，2002，18（1）]

（五）注意事项

（1）注意调节饮食，忌食辛辣刺激食物，戒烟酒。

（2）治疗期间少用嗓，少发音。适当锻炼，以增强体质，提高机体免疫力。

第七节 男科疾病

一、遗精

遗精是指不因性生活而精液频繁遗泄的病症，又称"失精"。有梦而遗精，称为"梦遗"；无梦而遗精，甚至清醒时精液流出，称"滑精"。常见于西医学的男子性功能障碍、前列腺炎、神经衰弱、精囊炎及睾丸炎等疾病之中，未婚或已婚但无正常性生活的男子每月遗精2~4次者属正常现象。

遗精病位在肾，多由肾气不能固摄所致。肾为先天之本，藏精之所，水火之脏。若所求不遂，情欲妄动，沉湎房事，精脱伤肾，劳倦过度，气不摄精，饮食不节，湿浊内扰等均可使肾不固摄，精关失守而致遗精滑泄。

（一）病因病机

病因：肾虚不固，心脾两虚，阴虚火旺，湿热下注。

病机：肾不固涩，精关失守。

病位：肾。

病性：有实有虚。初病多实，久病多虚。

（二）辨证

症状		实证			虚证
		湿热下注	肾气不固	心脾两虚	阴虚火旺
症状	主症	梦中遗精频作，尿后有精液外流	遗精频作，甚则滑精	遗精常因思虑过多或劳倦而作	梦中遗精，夜寐不宁
	兼症	小便短黄混浊且热涩不爽，口苦烦渴	面色少华，头晕目眩，耳鸣，腰膝酸软，畏寒肢冷	心悸怔忡，失眠健忘，面色萎黄，四肢倦怠，食少便溏	头昏头晕，耳鸣目眩，心悸易惊，神疲乏力，尿少色黄
	舌脉	舌红、苔黄腻，脉滑数	舌淡、苔薄白，脉沉细而弱	舌淡、苔薄，脉细弱	舌尖红、苔少，脉细数
治法	治则	清热利湿，调气固精	益气养血，补虚固本		育阴潜阳，护肾摄精
	取经	足太阳经、任脉为主	足太阳、足少阴经为主	足太阴、足太阳经为主	足太阳、足太阴经为主

（三）治疗

【取穴】

主穴	配穴	
	分型	取穴
肾俞、关元、气海、中极、三阴交	湿热下注	阴陵泉
	肾气不固	志室、太溪
	心脾两虚	心俞、脾俞
	阴虚火旺	太溪、神门

【方法】

（1）单纯拔罐法：留罐15～20分钟。每日1次，10次为1个疗程。

（2）灸罐法：先拔罐，留罐15～20分钟。起罐后，加温灸。每日1次，10次为1个疗程。

（3）按摩拔罐法：术者用右手中指按摩各穴1～2分钟，然后拔火罐5～10分钟。每日1次，10次为1个疗程。

（4）针灸拔罐法：先用毫针作轻刺激，出针后拔罐15～20分钟。起罐后，再用艾条灸治5～10分钟。隔日1次，10次为1个疗程。

（5）针刺后拔罐法：先用毫针刺入，出针后留罐 15～20 分钟。隔日 1 次，10 次为 1 个疗程。

（四）注意事项

（1）遗精多属功能性，在治疗的同时应消除患者的思想顾虑。对于器质性疾病引起者应同时治疗原发病。

（2）节制性欲，杜绝手淫；禁看淫秽书刊和黄色录像。

（3）睡眠养成侧卧习惯，被褥不宜过厚，衬裤不宜过紧。

二、阳痿

阳痿又称"阴痿"，是指男子未到性功能衰退年龄，出现性生活中阴茎不能勃起或勃起不坚，影响正常性生活的病症。常见于西医学的男子性功能障碍及某些慢性虚弱疾病。本病的发生多因房事不节，手淫过度；或过于劳累、疲惫；异常兴奋、激动；高度紧张、惊恐伤肾；命门火衰、宗筋不振；嗜食肥甘、湿热下注、宗筋迟缓而致。

（一）病因病机

病因：命门火衰，心脾两虚，惊恐伤肾，肝郁不舒，湿热下注。

病机：宗筋失养而弛纵，引起阴茎痿弱不起。

病位：病位在肾，并与脾、胃、肝关系密切。

病性：有虚有实。

（二）辨证

		实证			虚证	
		湿热下注	肝郁不舒	命门火衰	心脾两虚	惊恐伤肾
症状	主症	梦中遗精频作，尿后有精液外流	阳痿不举，情绪抑郁或烦躁易怒	阳事不举，精薄清冷	阳事不举，精神不振，夜寐不安，健忘	阳痿不举，或举而不坚
	兼症	小便短黄混浊且热涩不爽，口苦烦渴	胸脘不适，胁肋胀闷，食少便溏	阴囊阴茎冰凉冷缩，或局部冷湿，腰酸膝软，头晕耳鸣，畏寒肢冷，精神萎靡，面色㿠白	胃纳不佳，面色少华	胆怯多疑，心悸易惊，夜寐不安，易醒

续 表

		实证			虚证	
		湿热下注	肝郁不舒	命门火衰	心脾两虚	惊恐伤肾
症状	舌脉	舌红、苔黄腻，脉滑数	苔薄，脉弦	舌淡，苔薄白，脉沉细，右尺尤甚	舌淡、苔薄白，脉细	苔薄白，脉弦细
治法	治则	清热利湿，调气固精	疏肝解郁	温肾壮阳，滋肾填精	补益心脾	益肾宁神
	取经	足太阳经、任脉为主	足太阳、足厥阴经为主	足太阳经、督脉为主	足太阴、足太阳经为主	足太阳经、督脉为主

（三）治疗

【取穴】

主穴	配穴	
	分型	取穴
肾俞、关元、三阴交、中极、神阙、大赫	湿热下注	膀胱俞、次髎
	肝郁不舒	肝俞、太冲
	命门火衰	命门、腰阳关
	心脾两虚	心俞、脾俞、足三里
	惊恐伤肾	气海、心俞、神门

【方法】

（1）灸罐法：先拔罐，留罐15～20分钟。起罐后，用艾条温灸5～10分钟。每日1次。

（2）走罐法：依法从神阙至中极往返走罐至皮肤潮红为度，然后将罐吸拔在穴位上，留罐15分钟。每日或隔日1次。

（3）刺络拔罐法：先用三棱针点刺穴位，然后留罐15～20分钟。每日或隔日1次，10次为1个疗程。

（4）留针拔罐法：先用毫针刺入，然后用闪火法将罐吸拔于针刺部位，留罐15～20分钟。每日或隔日1次，10次为1个疗程。

（5）针刺后拔罐法：先用毫针刺入，出针后留罐15～20分钟。每日或隔日1次，10次为1个疗程。

（四）注意事项

（1）阳痿多属功能性，夫妻按摩对治疗本病有相当好的疗效。患者尽量解除不良的精神和心理上的压力，克服悲观情绪，树立战胜疾病的信心。

（2）戒烟酒、手淫。不纵欲，劳逸结合。

（3）合理的膳食，营养均衡，积极参加体育锻炼，增强体质。

（4）积极治疗可能引发本病的其他疾病。

三、早泄

早泄指阴茎插入阴道不到 1 分钟甚至刚接触阴道口便发生射精，不能进行正常性交的病症。常见于西医学的男子性功能障碍。本病常因房事不节致肾气亏虚、肾阴不足、相火妄动或湿热下注流于阴器；肝气郁结，疏泄失职；或大病、久病、思虑过度，致心脾两虚、引起。

（一）病因病机

病因：肾气亏虚，心脾两虚，肾阴不足，肝经湿热、肝气郁结。

病机：肾失封藏、固摄无权。

病位：肾。

病性：有实有虚。

（二）辨证

		实证		虚证		
		肝经湿热	肝郁气滞	肾虚不固	心脾两虚	阴虚火旺
症状	主症	阴部潮湿，口苦纳呆	精神抑郁，焦躁不安	泄后疲乏，腰膝酸软	肢体倦怠、面色少华	遗精，阴茎易举，腰膝酸软
	兼症	少腹胀痛，小便黄赤	少腹不舒，牵引睾丸，胸闷叹息，少寐多梦	性欲减退，小便频数	心悸气短，失眠多梦	五心烦热，潮热盗汗
	舌脉	舌红、苔黄腻，脉弦数	舌边红、苔薄白，脉弦	舌淡、苔薄，脉弱	舌淡、少苔，脉细无力	舌红、少苔，脉细数
治法	治则	清热解郁	疏肝解郁	补肾固精	补益心脾	养阴清热
	取经	任脉、足厥阴经为主	任脉、足厥阴经为主	足少阴经、督脉经为主	足太阴、足太阳经为主	足少阴经、督脉为主

（三）治疗

【取穴】

主穴	配穴	
	分型	取穴
肾俞、关元、三阴交、中极	肝经湿热	阴陵泉、行间
	肝郁气滞	太冲、行间
	肾虚不固	命门、太溪
	心脾两虚	心俞、脾俞
	阴虚火旺	太溪、照海

【方法】

（1）针灸拔罐法：先用毫针作轻刺激，出针后拔罐 15～20 分钟。起罐后，再用艾条灸治 5～10 分钟。隔日 1 次，10 次为 1 个疗程。

（2）按摩拔罐法：术者用右手中指按摩各穴 1～2 分钟，然后拔火罐 5～10 分钟。每日 1 次，10 次为 1 个疗程。

（3）刺络拔罐法：先用三棱针点刺穴位，然后留罐 15～20 分钟。每日或隔日 1 次，10 次为 1 个疗程。

（4）留针拔罐法：先用毫针刺入，然后用闪火法将罐吸拔于针刺部位，留罐 15～20 分钟。每日或隔日 1 次，10 次为 1 个疗程。

（5）针刺后拔罐法：先用毫针刺入，出针后留罐 15～20 分钟。每日或隔日 1 次，10 次为 1 个疗程。

（四）注意事项

（1）治疗期间节制房事。

（2）患者要克服悲观情绪，消除思想顾虑，树立起自信心。

四、前列腺炎

前列腺炎是中青年男性生殖系统感染而致前列腺长期充血、腺泡淤积、腺管水肿引起的炎症改变。临床有急、慢性之分，急性前列腺炎以脓尿及尿路刺激症状为特征；慢性前列腺炎症状不典型，脓尿较少，常伴有不同程度的性功能障碍。本病属中医学淋证、癃闭范畴。

（一）病因病机

病因：下焦湿热，肾阴亏虚，脾虚气陷，肾阳不足。

病机：膀胱泌别失职，清浊不分或膀胱失于固摄。

病位：下焦，主要涉及肾、膀胱、脾等脏腑。

病性：实证，日久可成虚证。

（二）辨证

		湿热下注	脾虚气陷	肾气不足
症状	主症	排尿频繁，尿道口时有白色黏液溢出，下腹部、会阴部或阴囊部疼痛		
	兼症	尿频、尿急、尿痛、脓尿及终末血尿，少腹拘急，会阴部胀痛	小便浑浊，神疲乏力，面白无华，头晕食少	耳鸣耳聋，腰膝酸软，精神呆钝，健忘。严重者可有阳痿、早泄、血精及遗精
	舌脉	舌红苔黄腻，脉滑数	舌淡嫩或胖大有齿痕，脉缓	舌淡，苔白，脉细弱
治疗	治则	清热利湿，分清别浊	益气升阳，分清别浊	补肾固摄，分清别浊
	取经	足太阴脾经、足太阳膀胱经为主	足太阴脾经为主	足太阴脾经、任脉为主

（三）治疗

【取穴】

主穴	配穴	
	分型	取穴
三阴交、阴陵泉、中极、关元、肾俞	湿热下注	太冲
	脾虚气陷	脾俞、足三里
	肾气不足	涌泉、命门

【方法】

（1）针刺后拔罐法：先用毫针作强刺激，针后拔罐，留罐15～20分钟，每日或隔日1次。

（2）针灸拔罐法：先用毫针轻刺，然后拔罐15～20分钟，起罐后再以艾条灸治之。每日或隔日1次，10次为1个疗程。

（3）单纯拔罐法：留罐5～10分钟。急性期每日1次，慢性期隔日1次，10次为1个疗程。

（四）注意事项

（1）注意个人卫生，防止尿路感染。

（2）调整膳食结构，忌食辛辣刺激食物；节房事，戒烟酒、手淫等不良行为。

（3）拔罐疗法对治疗前列腺炎有很好的疗效，但必须坚持拔罐。

第八节 急性疾病

一、中暑

中暑是盛夏季节突发于高温环境中的一种急性外感热病，以高热、汗出、心慌、头晕、烦躁、甚则神昏、抽搐等为主症。

（一）病因病机

病因：感受暑湿，暑热秽浊之邪。

病机：暑湿暑热郁于肌表，阻遏气机，重者蒙闭清窍，或耗气伤津，导致气阴两虚或两脱之危候。

（二）辨证

症状		轻症		重症
		阳证	阴证	重症
症状	主症	高热汗出或无汗，心慌头晕		高热汗出或无汗，烦躁不安
	兼症	胸闷恶心，心烦口渴，身热多汗，疲乏无力	胸闷气短，纳少便溏，恶心呕吐，渴不欲饮，面色垢腻	胸闷呕恶，口唇干燥，甚则猝然昏倒，神志不清，手足抽搐或冷汗自出，汗出如珠，肢厥息促，不省人事
	舌脉	舌红，苔黄，少津，脉洪大	舌淡，苔薄白，脉洪缓	舌红绛少津，脉洪数或微细欲绝
治法	治则	清解暑热，解暑宁心		清泻暑热，回阳固脱
	取经	督脉、手厥阴经		督脉、手厥阴经、奇穴

（三）治疗

【取穴】

主穴	配穴	
	分型	取穴
曲池、委中、大椎	轻症	曲泽、中冲、脊椎两侧
	重症	十宣、人中、关冲

【方法】

（1）刺络拔罐法：轻症，先用三棱针点刺，微出血即可，血止后再进行拔罐，留罐 10～15 分钟。重症，先用手沾水拍打曲池、委中等，待青筋暴露后，再用三棱针点刺放血 10ml 左右，待血止，再行拔罐（出血量约 15～20ml 止）。起罐后，用 2% 碘酊涂擦针孔口即可。十宣、人中、关冲、中冲只针刺出血，不拔罐。

（2）走罐法：在脊椎两侧先用梅花针重叩刺 3～4 遍，然后用走罐法，至皮肤紫红色为度。

（四）医案

张某，男，20 岁，帆船运动员，2009 年 8 月 4 日就诊。海上训练 1.5 小时后，出现头痛、乏力、恶心、大汗、口渴、胸闷，休息后无明显好转。诊断为中暑。予针刺大椎泻法不留针，左侧合谷、曲池、内关、足三里泻法留针 30 分钟，大椎、肺俞（双）、脾俞（双）、胃俞（双）拔罐，留罐 5 分钟，以上穴位出现黑紫色印痕取罐。约 40 分钟后患者头痛、恶心、乏力、胸闷等症状明显好转，1 天后随访，一切正常。

按 中暑为病，夏季多见，因暑热侵袭，致邪热内郁，体温调节功能失常，而发生的急性病变。古称"中暍"，俗称"发痧"。大椎属督脉，为诸阳经交会穴，能宣散一身之阳热，合谷手阳明原穴，擅止头面部疼痛，两穴配合可清利头目；曲池手阳明合穴擅畅调大肠气机，有退热之功效。内关降逆止呕，可以和胃降逆、疏通中焦气机。足三里和中化湿，益气扶正祛邪。肺俞、脾俞、胃俞拔罐祛湿正是为合暑邪耗气夹湿的特点而设，有增强引邪外出的力量，使体温调节功能恢复正常。[针刺合并拔罐疗法治疗运动员中暑 45 例．内蒙古中医药，2010，29（22）]

（五）注意事项

（1）中暑发病急骤，变化快，需及时抢救。

（2）夏季应做好防暑降温的准备，保持室内通风，注意劳逸结合。

二、心绞痛

以左侧胸部心前区突然发生的压榨性疼痛，伴心悸、胸闷、气短为特征。

（一）病因病机

病因：阴寒、气滞、血瘀、痰浊闭阻心络，营血亏耗，心脉失养。

病机：心脏气血失调，心脉痹阻不畅。

病位：心，与肝、脾、肾有一定关联。

病性：虚实兼有。

（二）辨证

		气滞血瘀	寒邪凝滞	痰湿痹阻	阳气虚衰
症状	主症	胸部刺痛，固定不移，心慌汗出	心痛彻背，喘不得卧，遇寒加重，得热痛减	胸闷痞满而痛，喘不得卧，喉中痰鸣	胸闷气短，心悸汗出，喘不得卧
	兼症	面色晦暗，唇甲青紫	面色苍白，四肢不温	形体肥胖，肢体沉重，口黏乏味，纳呆脘胀	形寒肢厥，腰酸乏力，或虚烦不寐，面色淡白
	舌脉	舌紫暗或有瘀斑，脉涩或结代	舌淡红，苔薄白，脉弦紧或沉迟	舌紫暗，苔浊腻，脉沉滑	舌淡红有齿痕，苔白滑，脉沉细或沉微欲绝

（三）治疗

【取穴】

主穴	配穴	
	分型	取穴
内关、心俞、膻中、至阳	气滞血瘀	膈俞、郄门、气海
	寒邪凝滞	厥阴俞、郄门
	痰湿痹阻	巨阙、丰隆、中脘、足三里
	阳气虚衰	肾俞、气海、关元

【方法】

（1）单纯拔罐法：留罐15～20分钟，隔日1次，10次为1个疗程。

（2）刺络拔罐法：先用三棱针点刺，以微出血为度，然后拔罐，留罐15～20分钟，隔日1次，10次为1个疗程。

（3）针罐法：用毫针作轻刺激后再拔罐5～10分钟。每日或隔日1次。

（4）走罐法：先用梅花针叩刺，然后走罐，至皮肤潮红为度

（在拔罐前先在应拔部位和罐口涂以润滑剂），每日或隔日1次。

（5）当心绞痛发作时取至阳穴，用三棱针速刺出血，然后用闪火法将罐吸拔在至阳穴上，留罐5分钟，疼痛可迅速缓解。

（四）注意事项

（1）拔罐对减少心绞痛发作有明显疗效，但心绞痛如频繁发作及病情加重，应配合中西药物治疗。

（2）发病治疗期间应注意休息，避免劳累和情绪波动，饮食宜清淡并忌烟酒，避免食用肥甘厚味之品。

（3）选择一种适合自己的锻炼方式进行科学的锻炼，对增强体质，预防心脑血管疾病有很大的帮助。

三、胃肠痉挛

是由于胃肠平滑肌突发的一阵阵强烈收缩而引起的剧烈胃痛、腹痛。是临床常见的急腹症。

（一）病因病机

病因：多由饮食积滞、寒积胃肠引起。

病位：胃肠。

病性：属实或虚实夹杂。

（二）辨证

症状		饮食积滞	寒客胃肠
	主症	脘腹疼痛势如刀绞，拒按	脘腹疼痛如针刺刀绞，腹皮挛急，喜温喜按
	兼症	伴恶心呕吐、嗳腐吞酸、面色苍白、汗出肢冷	面色苍白，汗出肢冷
	舌脉	苔白腻，脉弦紧	苔白，脉紧

（三）治疗

【取穴】

主穴	配　穴	
	分型	取穴
中脘、关元、天枢、胃俞、阿是穴	饮食积滞	建里、公孙
	寒客胃肠	神阙

【方法】

(1) 闪罐法：以局部出现紫红色瘀点为度，然后留罐 15 分钟，每日 1 次。

(2) 针刺后拔罐法：先用毫针作中刺激，针后拔罐，留罐 15 ~ 20 分钟。每日 1 次。发作时，在足三里和配穴上作强刺激，然后在足三里穴上拔罐 30 分钟。

(3) 指压拔罐法：先寻找压痛点，指压 30 秒至 1 分钟，然后拔罐，留罐 10 ~ 20 分钟。每日 1 次。发作时 1 日 3 次。

（四）**注意事项**

(1) 凡强压痛部可缓解的痉挛，拔罐方法疗效较好，若拒按时，则应考虑为器质性病变，要立即去医院作进一步检查或采取其他治疗方法。

(2) 合理膳食，饭后 1 小时内不宜做剧烈运动，平常加强身体锻炼。

四、胆绞痛

以右上腹胁肋区绞痛、阵发性加剧或痛无休止为主要特征。

（一）**病因病机**

病因：情志不遂，饮食不节，痰湿内生，蛔虫妄动而误入胆道。

病机：不通则痛。

病位：肝、胆，涉及脾、胃及肠道。

病性：实证。

（二）**辨证**

		肝胆气滞	肝胆湿热	蛔虫妄动
症状	主症	绞痛常随情志波动而发作	并见寒战发热，口苦咽干，恶心呕吐	右上腹及剑突下钻顶样剧痛，拒按，辗转不安
	兼症	伴胸闷、嗳气、恶心呕吐、心烦易怒	甚则目黄，身黄，小便黄，大便秘结，冷汗淋漓	伴寒战发热、恶心呕吐、吐蛔、纳差
	舌脉	舌苔薄白，脉弦紧	舌苔黄腻，脉弦数	舌苔薄白，脉弦紧

（三）治疗

【取穴】

主穴	配　穴	
	分型	取穴
肝俞、胆俞、胆囊穴、章门、期门	肝胆气滞	太冲、侠溪
	肝胆湿热	三阴交、阴陵泉
	蛔虫妄动	阳陵泉、百虫窝、足三里

【方法】

（1）留针拔罐法：先用毫针刺入，有针感后留针拔罐 15～20 分钟，每日 1 次。

（2）按摩拔罐法：先用单纯拔罐法，留罐 10～15 分钟。起罐后，在穴位上用力按揉 15～20 分钟。

（3）留针拔罐法：先用毫针刺入，用泻法。留针拔罐 20～30 分钟，每日 1 次。

（4）单纯拔罐法：留罐 20 分钟，每日 1 次。

（四）医案

徐某某，男，33 岁。1989 年 5 月 3 日以胆绞痛发作而入院，经 B 超证实为胆道蛔虫，入院后值班医生曾以布桂嗪、哌替啶肌内注射，疼痛暂缓一时，5 月 6 日晨起查房时又见胆绞痛发作，立施二针一罐法。方法如下：令患者取坐姿，背对医生。医生在患者背部取华佗夹脊穴右侧线胆囊水平上下可找到一疼痛敏感点，以 2 寸毫针向椎骨之内下斜刺，得气后留针，并加拔大号火罐 1 只，同时在右下肢外侧阳陵泉下 1 寸之胆囊穴以 2 寸毫针直刺得气后留针，两者同时留置 20 分钟后起针罐。用上法后止痛效佳。继以耳穴压丸配合氧气驱虫，效果满意，虫体排出，疼痛停止。后加服驱虫剂 3 天排出蛔虫 8 条痊愈出院。

按 华佗夹脊穴属经外奇穴，胆绞痛发作时在胸夹脊相应穴位可找到压痛敏感点，即内脏疾患可引起体表牵涉痛。因为华佗夹脊穴的走行和分布与神经解剖学相吻合，故在胆绞痛发作时，通过华佗夹脊穴上的压痛敏感点进行针刺并加拔火罐，对该节段的交感神经起到调节作用，解除胆道及奥狄氏括约肌的痉挛，从而起到止痛作用。胆囊穴亦是人体经外奇穴，是治疗胆囊疾患的重要穴位。故

此法控制胆绞痛发作取得较好疗效。[二针一罐法控制胆绞痛发作86例．实用中医内科杂志，2004，18（1）]

（五）注意事项

（1）胆绞痛急性发作期应采用中西医结合方法治疗，缓解期宜适用拔罐治疗。

（2）日常饮食注意调理，忌食油腻和高脂肪的食物。

五、泌尿系绞痛

是由泌尿系结石引发的剧痛症。

（一）病因病机

病因：饮食不节、下焦湿热、肾阳不足。

病机：结石刺激脏腑组织。

病位：肾、膀胱。

病性：实证。

（二）辨证

		下焦湿热	肾气不足
症状	主症	小便黄赤浑浊或尿血或有砂石排出，淋漓不畅	排尿乏力，小便断续，甚则点滴而下
	兼症		少气，神疲
	舌脉	舌红，苔黄或黄腻，脉弦紧或弦数	舌质淡，苔薄白或薄黄，脉弦紧

（三）治疗

【取穴】

主穴	配穴	
	分型	取穴
肾区压痛点、肾俞、三阴交、阳陵泉	下焦湿热	曲骨、阴陵泉
	肾气不足	命门、气海、关元

【方法】

（1）留针拔罐法：先用毫针刺入，得气后留针拔罐20~30分钟，每日1次。

（2）针刺后拔罐法：先用毫针强刺激后，留罐15~20分钟。

（四）**注意事项**

（1）本病治疗期间要求病人多饮水以增加尿量及多做跑跳运动。

（2）对于绞痛持续发作不能缓解者应明确病因，采取综合治疗。需要手术治疗者应及时手术。

参考文献

[1] 程爵棠.拔罐疗法治百病（第二版）[M].北京：人民军医出版社，2003.
[2] 刘强.常见病拔罐疗法（修订版）[M].北京：金盾出版社，2008.